Regine Schneider

Ein Mann ist nicht genug

Regine Schneider

Ein Mann ist nicht genug

Marion von Schröder

Der Marion von Schröder Verlag ist ein Unternehmen der
Ullstein Heyne List Verlagsgesellschaft mbH

ISBN 3-547-78034-9

Gesetzt aus der Berling bei Franzis print & media, München
Druck und Bindung: Clausen & Bosse, Leck

Inhalt

Inhalt

Neue Arrangements oder: Warum ein Mann nicht genug ist

Noch unsere Großmütter wollten von Männern nur eins: geheiratet werden und bis ans Lebensende versorgt sein. Meine eigene Großmutter war da eine gesellschaftliche Rarität. Sie war einmal verheiratet, um dann zu entscheiden, dass das nichts für sie war. Nachdem sie sich von meinem Großvater getrennt hatte, zog sie wechselnde Verehrer vor. Bis ins hohe Alter hatte sie – sie war eine ausgesprochene Schönheit – immer Männer um sich. Bewunderer, die sie anbeteten, Gesprächspartner, Begleiter in die Oper oder ins Theater. Wie viele davon auch ihre Liebhaber waren, blieb ihr Geheimnis, bis ins Grab. Damals galt sie als verrucht. Heute würde das niemanden mehr aufregen.

Als ich selbst mich vor fünfundzwanzig Jahren nach sehr kurzer Ehe scheiden ließ, brach noch ein Teil meiner konservativen Verwandtschaft den Kontakt zu mir ab. Geschieden zu sein war ein Makel. Auch eine zweite Ehe hielt nicht. Ich habe nicht wieder geheiratet und halte es seitdem wie meine Großmutter.

Zu meinen Verflossenen habe ich ein ausgesprochen freundschaftliches Verhältnis. Ebenso zu meinen Nachfolgerinnen. Rosenkriege hat es bei uns nie gegeben. Meine Ehemaligen sind so etwas wie Lebensbegleiter geworden. Gelegentlich telefonieren wir oder treffen uns, weil wir immer noch wissen wollen, wie es dem anderen geht.

Im Laufe der Jahre hat sich ein männlicher Freund zum nächsten gesellt. Meine Beziehungen zu Männern haben eine andere Qualität als die zu meinen Freundinnen, doch ich möchte sie nicht mehr missen. Während früher immer wieder die verkrampfte Frage im Raum stand, »Kommt er als Lebenspartner für mich in Frage?«, fällt dies heute weg. Mein Umgang mit Männern ist generell lockerer geworden. Ich brauche keinen Mann als Versorger.

Meine Eltern haben sich inzwischen daran gewöhnt, dass ich ein Netz von männlichen Freunden habe und ihnen den klassischen Schwiegersohn vorenthalte. Sie wollen manchmal wissen, ob ich denn mit einem meiner männlichen Freunde liiert sei, und bemühen sich nachzuvollziehen, dass verschiedene Männer verschiedene Saiten in mir zum Klingen bringen. Einer ist fürs Herz. Mit ihm verbindet mich ein unsichtbares Band tiefer Gefühle. Es gibt einen für die Leichtigkeit. Mit ihm tauche ich in die Szene ab. Es gibt einen für den Intellekt, den lockeren Schlagabtausch, und einen für die Kultur.

Dem Vater meiner Tochter bin ich in Freundschaft verbunden. Seit vierzehn Jahren. Wir waren nie verheiratet und haben auch nicht lange zusammengelebt. Unsere Tochter findet das normal. Sie hat zu uns beiden ein gutes Verhältnis. Er lebt mit mir die Verantwortlichkeit von Eltern und ist vertrauter Gesprächspartner. Weil er mich sehr gut kennt, ist er oft ein einfühlsamer Berater. In einem gewissen Sinn werden wir wohl eine lebenslange Partnerschaft haben. Nicht in konventionellem Sinn. Aber so, dass wir bewusst und gern einen guten Kontakt pflegen und unsere Tochter gemeinsam begleiten. Wir schätzen uns.

Lange Zeit fühlte ich mich außerhalb der Norm mit meinen unkonventionellen Lebensmustern und meinem Männernetzwerk. Heute ist sichtbar, dass es vielen Frauen geht wie mir. Die konservative Bindung zu einem Mann existiert häufig nicht mehr oder wird ergänzt durch männliche Freunde und manchmal durch Liebhaber. Auch meine vielen Freundinnen halten es so, und wenn ich mich in dem Kreis umsehe, fühle ich mich auf angenehme Weise entlastet.

Freundin Ingrid (35) ist seit zehn Jahren verheiratet. Seit zwei Jahren hat sie einen Freund, Ingolf, den sie in der Tanzstunde kennen gelernt hat. Dort hatte sie einen Auffrischungskursus für klassische Tänze belegt. Ingrids Mann ist ein Tanzmuffel. Inzwischen sind Ingrid und Ingolf ein perfektes Tanzpaar, nehmen an Tanzveranstaltungen teil und besuchen gemeinsam Bälle. Ingrid ist ein bisschen verliebt. An Trennung von ihrem Mann denkt sie aber nicht, denn sie will ihren zwei Kindern, 7 und 10 Jahre alt, nicht die Familie nehmen. Sie sagt: »Ich arrangiere mich und lebe doch meine Bedürfnisse aus. Früher hatte ich das Gefühl, ich komme zu kurz. Jetzt genehmige ich mir schöne Stunden – Tanzen war schon immer meine Leidenschaft –, und das hilft mir über manches hinweg.«

Lena (39) ist seit drei Jahren solo. Sie hat eine rasante berufliche Karriere hingelegt und kaum Zeit für Privatleben. »Mein Freundeskreis besteht zu 50 Prozent aus Männern. Ich habe einen zum Quatschen, einen für offizielle Anlässe, einen fürs Kino. Mit meinen Freunden gehe ich aber nicht ins Bett. Freundschaft und Sex vertragen sich nicht.« Sie bedient sich über eine Seitensprungagentur, wo sie einen verheirateten Lover kennen gelernt hat. »Auf Sex möchte ich auf keinen Fall verzichten. Ich nehme mir, was ich brauche, und lebe allein. Für mich zur Zeit das perfekte Arrangement.«

Britta (47) hat seit acht Jahren ein Verhältnis mit einem verheirateten Mann. Sie selbst ist geschieden und hat seit fünf Jahren einen sogenannten Lebensabschnittspartner, der ein Alkoholproblem hat. »Von unserer Affäre weiß niemand. Aber sie gibt uns beiden viel. Wir treffen uns zweimal im Jahr auf gemeinsamen Tagungen und nehmen dann immer ein Doppelzimmer. Wir geben uns gegenseitig das, was uns fehlt. Von diesen Treffen zehre ich, sie geben mir Kraft.«

Susanne (29) ist wieder Single. Mit ihrem Exmann ist sie inzwischen befreundet. »Wir gehen noch zusammen joggen, und manchmal kochen wir gemeinsam.« Ihr Liebhaber ist verheiratet. »Ich bin die ideale Geliebte. Ich habe sieben Jahre Ehe hinter mir und bin froh, endlich aus dieser Enge geflohen zu sein. Ich habe nicht das geringste Bedürfnis nach einem festen Partner. Im Moment kommt mir kein Mann ins Haus. Ich habe gerade erst das Alleinsein entdeckt und führe ein sehr erfülltes Leben, in dem sowohl für meinen Ex als auch für mein Verhältnis nur begrenzt Platz ist. Für mehr habe ich gar keine Zeit.«

Katrin (42) ist vor drei Jahren von ihrer großen Liebe verlassen worden. »Nachdem ich wochenlang furchtbar gelitten habe, habe ich die Vorteile des Alleinlebens entdeckt. Heute gibt es regelmäßigen Kontakt zu drei Männern. Axel ist Staatsanwalt in Dresden. Mit ihm kann ich nicht nur nächtelang über Gott und die Welt diskutieren, er ist auch ein fantastischer Liebhaber. Mit Walter reise ich. Er ist der perfekte Reisebegleiter. Mit Jochen genieße ich Ausstellungen, Lesungen, Theater. Er ist so belesen, dass ich ihn auf kulturellem Gebiet als große Bereicherung empfinde. Ein Mann reicht mir heute nicht mehr.«

Die Frauenbewegung hat den Mann entmystifiziert, vom Sockel gestürzt, entherrlicht und auf eine gleichwertige Ebene geholt. Es gibt in unserer Gesellschaft tatsächlich kaum noch Lebensbereiche, wo eine Frau wirklich einen Mann braucht. Heute wird gleichberechtigt verhandelt und dann bewusst gewählt. Frauen lernen immer besser, sich zu nehmen, was sie benötigen, um ein erfülltes selbstbestimmtes Leben zu führen. Der Mann als Versorger, der Mann, der sagt, wo es langgeht, der Mann als Macher ist vielleicht noch für bestimmte Lebensphasen, wie die Zeit des Kinderaufziehens angesagt, aber spätestens, wenn die Kinder auf eigenen Füßen stehen, wird seine Rolle gründlich hinterfragt.

Für sich selbst sorgen, auf seine innere Stimme hören,

seine Bedürfnisse wahrnehmen sind Schlagworte unserer Zeit. Und so sagte die Schauspielerin Shirley MacLaine kürzlich: »Ich brauche keinen Mann, um meine Existenz zu rechtfertigen. Die tiefgehendste Beziehung, die wir jemals haben werden, ist die mit uns selbst.«

An solchen Zitaten wird deutlich, wie sich der Stellenwert von Männern und Partnern in den letzten Jahrzehnten verändert hat. Früher wurde die Frau durch den Mann aufgewertet. Deshalb ging es darum, einen zu ergattern, der ihr möglichst viel Glanz verlieh. Heute hat die Frau eigenes Selbstwertgefühl, ist selbst wer, oft materiell unabhängig von einem Mann, und sie braucht ihn nur noch da, wo er eine Bereicherung für sie ist.

Frauen haben heute insgesamt ein sehr viel entkrampfteres, differenzierteres Verhältnis zu Männern. Sie haben Freunde, Kumpel, Begleiter und Liebhaber. Sie nehmen männliche Unzulänglichkeiten nicht mehr als Schicksal in Kauf wie die Müttergeneration, die dann in erkalteten Ehen schweigend vor sich hin litt. Sie nehmen sich von verschiedenen Männern, was diese anzubieten haben. In einer *Tatort*-Folge sprach Manfred Krug alias Kommissar Stoever den wahren Satz: »Ein Mann reicht Frauen heute nicht mehr. Moderne Frauen brauchen mehrere Männer.«

Die gesellschaftlichen Bedingungen für Partnerschaften haben sich fundamental gewandelt. Statt stringenter männlicher und weiblicher Identität haben wir heute die androgyne Identität. Daraus ergeben sich ganz andere Erwartungen von Frauen an Männer und umgekehrt. Beispielsweise wünschen sich Frauen von Partnern und Freunden heute

Unterstützung im beruflichen Fortkommen und in der persönlichen Weiterentwicklung.

Hinzu kommt, dass bestimmte Geschlechtertypologien im Rahmen von Arbeitsbeziehungen immer weniger existieren. Heute wird auch nicht mehr nach Klassen und Schichten differenziert. Wir haben einzelne Szenen, die bestimmte Lebensstile bevorzugen und sich hier und dort das herauspicken, was mit ihrem Lebensgefühl übereinstimmt. So basteln sich Frauen heute mit unterschiedlichen Beziehungen ein »Patchworkleben« zusammen. Der Imperativ lautet: Genieße dein Leben.

Die Fun-Gesellschaft tut ihr Übriges. Gab es früher gesellschaftliche Epochen, in denen Leiden kultiviert wurde, so ist heute das Gegenteil angesagt. Wir wollen Spaß. Glückssuche wird als legitim angesehen. Wir wollen in allem das Optimum erreichen. Und so sortieren wir fröhlich alles aus, was uns nicht optimal glücklich macht. Der Nachteil ist, dass man sich in modernen Partnerschaften viel häufiger als früher mit dem Thema Eifersucht auseinandersetzen muss.

Auch Fachleute registrieren diese Entwicklung und betreiben Ursachenforschung. Psychologen machen den Facettenreichtum und das gewachsene Selbstbewusstsein von Frauen für ihre Flexibilität in Bezug auf Männer verantwortlich. Frauen sind und leben vielschichtig, während der Mann eher eindimensional seinen Weg verfolgt. Wenn Frauen sich der Selbsterfahrung öffnen, entdecken sie ihre verschiedenen Bedürfnisse. Moderne Frauen leben vielfältige Rollen – Hausfrau, berufstätige Frau, Mutter, Ehefrau, Freundin, Geliebte, Femme fatale, Kumpel, Diva. Ein Mann kann aber nicht zu jeder Rolle den adäquaten Partner abgeben. So ist es eine Frage von Pragmatismus, sich für verschiedene Lebensbereiche verschiedene Männer zu holen.

Soziologen sprechen vom »ideellen Gesamtmann«, den Frauen sich heute aus mehreren Männern zusammensetzen. Er sei an die Stelle des unerreichbaren Märchenprinzen, der alle Ideale in einer Person vereint, getreten.

Ein Umstand erleichtert dies. In unserer Gesellschaft gibt es einen massiven Männerüberschuss. Bis zum Alter von Mitte 50 stehen 1,6 Millionen mehr Männer als Frauen auf dem Beziehungsmarkt zur Verfügung. So haben Frauen tatsächlich die Wahl. Bevölkerungswissenschaftler vermuten, dass Frauen diesen Umstand intuitiv erfassen und so die »Vielmännerei« mit verursacht wird.

Soziologen haben nachgewiesen, dass die jeweiligen Formen der Arbeitsbeziehungen in einer Gesellschaft das Privatleben und die Partnerschaften strukturieren. So kann man in der Geschichte nachvollziehen, dass es stabile Zweierkisten immer in Phasen stabiler Arbeitsstrukturen gab. Da Arbeitsbedingungen in der pluralen Gesellschaft auf den mobilen Single, den flexiblen Kosmopoliten zugeschnitten sind, dauerhaft monogame haltbare Partnerschaften fürs Berufsleben eher hinderlich sind, ist auch das Paarleben dem Schlagwort von der Flexibilisierung unterworfen. So wie wir im Beruf flexibel sind, sind wir es auch in der Beziehung zum anderen Geschlecht.

Zukunftsforscher machen die zunehmende Spezialisierung in unserer Gesellschaft mitverantwortlich für die aktuelle Entwicklung. Das weibliche Verhalten Männern gegenüber habe etwas mit der Professionalisierung der Lebensbereiche zu tun. So wie wir für alles möglichst einen

Spezialisten in Anspruch nehmen, der sich besonders gut auskennt, so nehmen wir auch für verschiedene Lebensbereiche den Mann in Anspruch, der uns für die jeweiligen Bedürfnisse am effizientesten erscheint. Einen, der in der jeweils angesagten Disziplin besonders gut ist.

Nicht nur nebeneinander, auch nacheinander brauchen Frauen mehrere Männer. Das, was wir »serielle Monogamie« nennen, ein Mann zur Zeit und mehrere hintereinander, wurde maßgeblich von Frauen mitgeprägt. Für jeden Lebensabschnitt mit seinen jeweiligen Entwicklungsaufgaben wird ein passender Mann gesucht. Für den Aufbau der Existenz vielleicht einen ehrgeizigen, karriereorientierten, für die Kinderphase einen verantwortungsvollen, zuverlässigen und für die Lebensmitte möglicherweise einen fröhlich-sensiblen Lebenskünstler.

Häufig suchen beziehungserfahrene Frauen nach neuen Lebensformen mit einem oder mehreren Männern. Konservative Partnerschaften zerbrechen oft am Alltag. Häufig will eine Frau den Alltagsfrust verlassen. Seine Socken waschen, seine Hemden bügeln, sein Bett machen und seine Klamotten wegräumen? Nein danke! Abends einen Dauerglotzer vorm Fernseher sitzen haben? Nein danke! Viele Frauen wollen beides: ihr ausgeprägtes Eigenleben pflegen und trotzdem eine Art Partnerschaft oder zumindest einen, zwei oder mehr Männer, mit denen man ab und zu etwas unternehmen kann.

In einer Zeit, wo der Freundeskreis enorm an Bedeutung gewonnen hat, wird der Umgang zwischen Mann und Frau unkomplizierter und entkrampfter. Psychologische Umfragen belegen, dass Freunde heute fast so wichtig sind wie Ehepartner. Das Leben mit Freunden ersetzt häufig das Familienleben. Psychologen und Zukunftsforscher halten Freundschaft für den idealen Ersatz von Ehe und Familie. Partner kommen und gehen, Freunde bleiben.

Während in Frauenfreundschaften Gespräche über Gefühle und Beziehungen überwiegen, reden Männer meistens über Sachthemen. Immer mehr Frauen entdecken, dass freundschaftliche Beziehungen zu Männern ausgesprochen bereichernd sein können. Für die heute nötige Beziehungsarbeit ist es wichtig, sich mit der jeweils anderen Sicht auseinander zu setzen. Nur so wird man verhandlungsfähig. Beide profitieren davon. Der Mann, der mit seiner Freundin vielleicht zum ersten Mal tiefschürfende intime Gespräche über Emotionen führt, was für ihn viel ungefährlicher ist als mit der Partnerin. Die Frau, die vom Freund etwas über männliche Perspektiven erfährt und so ihren Geliebten besser versteht. Immer mehr Frauen interessieren sich heute für die »männliche Sicht«, gerade wenn es um Liebesdinge geht. Das funktioniert, weil eine Freundschaft eine Kumpelbeziehung mit Distanz ist. Die Verlustangst ist sehr viel geringer als in der Zweierbeziehung. Das garantiert eine größere Offenheit. Und so ist bei der Weltzugewandtheit der modernen Frau neben der Busenfreundin immer mehr auch der männliche Vertraute, der Seelentröster angesagt.

Wenn eine Partnerschaft durch männliche und weibliche Freunde ergänzt wird, funktioniert sie besser. Freundschaften oder auch ein Verhältnis zu einem anderen Mann können eine Zweierbeziehung durchaus stabilisieren.

Selbst was den Seitensprung angeht, wird nicht mehr moralisiert, sondern bewertet, was er bringt. Ist es vielleicht sogar eine gute Entscheidung, sich eine Nebenbeziehung zu gönnen? Oder hat der Seitensprung uns etwas deutlich gemacht, was wir jetzt für unsere Beziehung nutzen können? Oft finden Paare durch einen Seitensprung wieder zusammen. Es gibt Partnerschaften, die halten nur, weil eine Nebenbeziehung existiert.

Die Pille hat es ermöglicht, dass Frauen selbst darüber bestimmen können, ob und mit wem sie wann schlafen möchten. Das hat zur Folge, dass Frauen Sex viel freier genießen können als noch ihre Großmütter. Und sie tun es. *TV neu* berichtete kürzlich: »Fast jede zweite deutsche Frau ist schon mal fremdgegangen.« Es gibt soziologische Studien, denen man entnehmen kann, dass Frauen häufiger fremdgehen als Männer und dies viel diskreter tun. Fest steht: Ein Seitensprung zu sein oder einen zu machen ist für eine Frau heute ebenso attraktiv und verlockend wie für einen Mann. Der Mehrzahl der Frauen geht es dabei nicht um reinen Sex, sondern um die Erfüllung ihrer Sehnsucht nach Gefühlen, Nähe, Vertrauen und Liebe. Es muss gefunkt haben, ehe eine Frau mit einem Mann schläft. Wobei die Übergänge häufig fließend sind.

Mit dem Bedeutungsverlust von Ehe und Familie als Norm und Ideal ist ein Zuwachs an Selbstbestimmung des Menschen einhergegangen. Eine größere Ehrlichkeit hat sich mehr und mehr durchgesetzt. Man trifft sich dort, wo man etwas miteinander anfangen kann. Über ein reines Zweckbündnis geht das sicher hinaus. Weil die platonische Freundschaft zwischen Mann und Frau allerdings nahezu unerforscht ist, muss man sich auf Beobachtungen stützen. Sicher ist, dass Frauen heute lockerer auf Männer zugehen, ohne dass eine erotische Anziehungskraft dabei entstehen muss. Und Frauen klammern das manchmal auch bewusst aus.

So treffen Frauen mit Männern moderne Arrangements, die ihrer jeweiligen Lebenssituation angemessen sind. Sie projizieren ihre Wünsche auf mehrere Männer, wobei gilt: »Er muss eine Bereicherung in meinem Leben sein.« Was für unsere Mütter noch Wunschdenken war, drückte die Schauspielerin Ira von Fürstenberg vor vielen Jahren so aus: »Heutzutage braucht eine Frau drei Männer: einen reichen älteren Ehemann, einen schönen jungen Liebhaber und einen guten homosexuellen Freund, der sie begleitet zu den Essen, zu denen ihr Ehemann nicht gehen will und zu denen man den Geliebten nicht mitbringen kann, weil sonst jede versuchen würde, ihn auszuspannen.«

Ein Graffiti sagt das Gleiche so: »Eine Frau braucht drei Liebhaber, um vollkommen glücklich zu sein; einen älteren für den Scheck, einen mittleren für den Chic und einen jüngeren für den Schock.« Was zählt, sind gute Gefühle. Und so haben moderne Frauen gelernt, für sich zu sorgen.

Inzwischen raten viele Psychotherapeuten und Psychologen sogar zu Arrangements, vor allem wenn beide Partner keine neuen festen Beziehungen haben. So sagte der bekannte Züricher Psychotherapeut Jürg Willi im *Spiegel*: »Wenn die Beziehung nicht völlig destruktiv ist, rate ich Leuten über 50 oft zum Arrangement: aufgeteilte oder ganz getrennte Wohnungen, Abbruch der sexuellen Verbindung, aber man bewahrt einen gemeinsamen Freundeskreis, beide nutzen das gemeinsame Ferienhaus und Ähnliches.«

Auch die Hamburger Diplom-Psychologin Helga Kreikenbaum rät deprimierten Ehefrauen, die sich aber aus unterschiedlichen Gründen nicht scheiden lassen wollen, zum Arrangement: »Lieber eine erfreuliche und geheime Affäre, einen männlichen Freund zum Trösten, als Dauerfrust, der krank macht.«

Die Schauspielerin Lotti Huber schließlich meinte: »Männer sind das Salz in der Suppe des Lebens, die richtige Dosierung muss jede Frau für sich allein herausfinden. Ganz nach Geschmack, jede von uns hat ihr eigenes Mann(s)-Bild.«

Viertausend Jahre ausschließliche Männerherrschaft hatten Frauen hinter sich, als sie sich aufmachten, die gewaltfreieste und erfolgreichste Revolution des 20. Jahrhunderts anzuzetteln. Und sie erreichten in dreißig Jahren mehr, als sie zu träumen gewagt hatten. Man glaubt es kaum, aber erst seit 1974 darf die Frau einen Embryo bis zur 12. Schwangerschaftswoche abtreiben. Bis 1977 konnte ein Ehemann seiner Frau die Berufstätigkeit untersagen, wenn sie ihren Haushalt schlecht versorgte.

Seit 1994 können Frauen bei der Hochzeit ihren eigenen Namen behalten, und seit 1997 ist Vergewaltigung in der Ehe strafbar. Bis dahin hatte der Mann das Recht, seine Frau zu »nehmen«, wenn sie nicht wollte. Man nannte das sein Recht »auf Erfüllung der ehelichen Pflichten«.

Theoretisch können alle Frauen heute alles erreichen. Nach dem Gesetz sind Frauen den Männern in allen Bereichen gleichgestellt. Im Alltag hat sich das noch nicht überall durchgesetzt, aber zumindest sind die Möglichkeiten geschaffen. Das Selbstverständnis einer jungen Frau von heute, ihr Umgang und ihr Umgangston mit Männern unterscheidet sich fundamental von dem ihrer Geschlechtsgenossin der 50er und 60er Jahre, denn sie sind gut ausgebildet, selbstbewusst und wissen, was sie wollen und was sie nicht wollen. Sie haben Selbstwertgefühl. Nicht nur äußerlich, auch in den Köpfen hat es eine grundlegende Umwälzung gegeben. Umfragen ergeben immer wieder, dass Frauen sich längst gleich stark und gleich fähig fühlen wie Männer. Dass sie das Verhältnis nicht mehr in oben und unten, sondern in gleich und gleich sehen, im Neben- und Miteinander.

In der Pubertät und den Jahren der Ausbildung und des Studiums existiert bereits eine reale Gleichheit. Zur Zeit studieren sogar mehr Frauen als Männer an deutschen Universitäten. So machten im Jahr 2000 142 000 Frauen Abitur, während es nur 115 000 Männer waren. Im gleichen Jahr gab es 79 000 weibliche Studienanfänger, aber nur 70 000 männliche. Allerdings werden sie (noch) von viel mehr Professoren als Professorinnen unterrichtet. Aber 1999 habilitierten immerhin schon 16 Prozent mehr Frauen als im Jahr davor. Der Frauenanteil unter den Professoren stieg auf 10 Prozent, Tendenz weiter ansteigend.

Man kann sagen, Frauen haben sich den uneingeschränkten Zugang zu Bildung und Beruf erkämpft. Es gibt nur noch ganz wenige Berufe, die Frauen nicht ausüben. Inzwischen ist fast jede dritte Abgeordnete weiblich, 43 Prozent aller Berufstätigen sind Frauen, 50 Prozent aller Mütter arbeiten.

Der Beruf nimmt für viele Frauen einen großen Stellenwert ein. Die Mehrzahl hat ihn als Teil ihrer Identität erklärt. Sogar die meisten Mütter möchten heute in ihren Beruf zurück. Spätestens nach drei Jahren, wenn das Kind im Kindergartenalter ist. 44 Prozent möchten ihren Beruf nach dem Erziehungsurlaub wiederaufnehmen. 19 Prozent wollen erst nach einigen Jahren zurück ins Berufsleben, und nur 6 Prozent rechnen mit einer längeren Unterbrechung. Mutterschaft bedeutet für die moderne Frau einen tiefen Einschnitt ins Berufsleben. Immer weniger Frauen sind bereit, dieses Opfer zu bringen.

Differenziert zu betrachten ist die reale Gleichheit der Frau wenn es um andere Lebensbereiche geht:

– Auf der Karriereleiter haben Frauen noch diverse Hürden zu nehmen. Nicht annähernd so viele Frauen, wie sich die Feministinnen erträumt hatten, sind heute in den Topetagen in Führungspositionen zu finden, obwohl sie theoretisch die Möglichkeit haben. Frauen müssen immer noch mehr leisten als Männer, um für eine Beförderung in Frage zu kommen. Sie müssen alles geben.

– Wenn Paare Eltern werden, manifestiert sich wieder eine reale Ungleichheit. Denn immer noch bleibt die Frau zu Hause – selbst wenn sie mehr verdient hat als der Mann. Und auch der Haushalt bleibt dann an ihr hängen. Meist wird die als überholt betrachtete Rollenteilung wie selbstverständlich wieder eingenommen, und Frauen leiden darunter.

– Der Frau als Mutter wird in Deutschland viel aufgehalst, was in anderen Ländern der Staat übernimmt. Allein die Möglichkeiten der Ganztagsbetreuung sind vorsintflutlich und liegen im europäischen Bereich mit an letzter Stelle. In Holland, Frankreich, Belgien und den skandinavischen Ländern sind sie selbstverständlich und nicht damit verknüpft, ob die Mutter berufstätig ist oder nicht.

Mit der Gleichberechtigung der Frau in allen Lebensbereichen kam für viele traditionelle Kleinfamilien, in der die Frau eine undankbare Rolle spielte, das Aus. Mit Kindern zu Hause bleiben hieß das Rad zurückdrehen, und dagegen haben viele Frauen aufbegehrt. Mit der Verweigerung dieser Rolle in der Kleinfamilie entstand im Laufe der Jahre eine Pluralisierung der Lebensstile. Die Emanzipation hat alte Modelle des Zusammenlebens und Sich-Zusammentuns überflüssig gemacht. Vor allem den konservativen »Bund der Ehe« bis »dass der Tod euch scheidet«. Die klassische Ehe orientiert sich an alten Geschlechterrollen und Lebensmustern. Und diese werden heute erst wieder eingenommen, wenn ein Kind unterwegs ist. Dann allerdings umso gründlicher und nicht zur Zufriedenheit der meisten Frauen. Immer mehr Frauen leben zwar in einer Partnerschaft, wollen aber kein Kind. Soziologen beobachten eine Polarisierung in »Nichtfamiliensektor« und »Familiensektor«.

Neben einer breiten Welle der Versinglelung – das Leben als Single hat in unserer Gesellschaft sowohl bei jungen

Leuten als auch bei Geschiedenen erheblich an Attraktivität gewonnen – existieren immer mehr wilde Ehen. 3,8 Millionen Paare leben zur Zeit ohne Trauschein zusammen. Viele dieser Arrangements sind Fernbeziehungen, Living-apart-together (Leben in getrennten Wohnungen) oder so genannte Patchworkfamilien.

Paarbeziehungen werden heute nicht mehr unter dem Zweckaspekt betrachtet, sondern sind Privatsache geworden. Seit Frauen ihren Mann stehen und materiell nicht mehr von ihm abhängig sein müssen, ist die Liebe der einzige Grund, eine Partnerschaft einzugehen. Und wo sie hinfällt, geht nur die beiden Beteiligten etwas an. Während die öffentliche Sphäre kalt und durchrationalisiert ist, wird in der Partnerschaft umso mehr Geborgenheit, Wärme und ein Nest gesucht.

Hinzu kommt, dass wir in einer pluralen und heterogenen Gesellschaft leben, in der tradierte Normen und Orientierungen ihre Verbindlichkeit und den Vorbildcharakter verloren haben. Auch die Erziehungskonzepte haben sich geändert. Kindliche und weibliche Autonomieansprüche ziehen partnerschaftliches Miteinander auf freiwilliger Basis nach sich, verkürzen aber oft die Dauer der Beziehung.

Statt Konvention und Konformität betonen wir heute Individualismus, Konkurrenz und kritische Autonomie. Der berufliche Erfolg hat einen hohen Stellenwert bei Mann und Frau. Mit der gesellschaftlichen Pluralität ist die Notwendigkeit verbunden, Widersprüche und Mehrdeutigkeiten im Lebensablauf zu bewältigen. Biografie und Identität muss jeder immer stärker selbst entwickeln. Jedem Individuum wird die Verantwortung übertragen, den eigenen Lebensweg eigenständig zu gestalten. Man wird in nichts mehr selbstverständlich hineingeboren. Nichts ist mehr unveränderlich vorgegeben. Je weniger Einfluss vorgegebene Orientierungen haben, umso mehr erhöht sich die Anforderung an den Einzelnen, Verantwortung für andere und die eigene Selbstverwirklichung miteinander in Einklang zu bringen.

Aus diesen vielfältigen gesellschaftlichen Veränderungen ergibt sich zwangsläufig eine neue Bedeutung des Freundeskreises. Freunde sind selbst gewählt und werden passend zu den verschiedenen Entwicklungsaufgaben gesucht. Frauen haben längst entdeckt, wie wichtig gute Freunde sind. Männliche wie weibliche. Gerade im unübersichtlichen beruflichen Dschungel sind männliche Freunde oft die hilfreicheren. Denn dort geht es häufig um Sachfragen, wo die emotionale Diskussion und Sichtweise weniger gefragt ist. Gerade im Beruf wollen Frauen von Männern lernen.

Frauen und Männern werden von ihrem Naturell her unterschiedliche Eigenschaften zugeordnet, aus denen sich früher eindeutige Rollen ergaben.

Frauen ordnet man bis heute folgende Eigenschaften zu: weich, nachgiebig, passiv, versorgend, artig, harmoniebedürftig, ausgleichend, friedlich, unaggressiv, schwach, biegsam, gefühlsbetont und sensibel, ängstlich, sich anpassend, empfangend, innengerichtet, subjektiv, kommunikativ, offen, zärtlich, mitfühlend. Aus diesen Eigenschaften ergab sich jahrtausendelang die weibliche Rolle der fürsorglichen Ehefrau, Hausfrau und Mutter. Nicht gleichwertig, sondern dem Mann unterlegen.

Das männliche Naturell wird definiert als aggressiv, dominant, entschlossen, verschlossen, initiativ, stark, beschützend, selbstbewusst, gebend, lüstern, fordernd, herrschend, abstrakt-rational, bindungsunfähig, hartnäckig, autoritär, souverän, erfolgsversessen, sachlich, taktierend, planend, außenorientiert, objektiv, kompetent, cool, explosiv. Aus diesen Eigenschaften erwuchs den Männern die Aufgabe als Führer, Patriarch und Chef.

Die Frauenbewegung erklärte das männliche Geschlecht für defizitär und setzte sich die große Aufgabe, die Männer zur Entwicklung ihrer weiblichen Anteile anzuhalten. Männer sollten sich die milden Wesenszüge des Weibes aneignen. Während Frauen selbst ihre männlichen Anteile ausbildeten und erklärten, sie seien die Krone der Schöpfung.

Was den Männern nicht so recht gelingen will, haben Frauen mit Bravour gemeistert. Während Männer sich nach wie vor schwer tun mit ihrem Gefühlsleben, Weichheit und Sensibilität, haben Frauen scheinbar mühelos ihre männlichen Eigenschaften ausgebildet. Während Männer sich mit einem Bedeutungsverlust abfinden müssen, wächst die Frauenpower. Viele Frauen können inzwischen nein sagen, hart bleiben und beweisen, dass sie abstrakt-rational denken und argumentieren können. 1999 reichten 115 000 Frauen die Scheidung ein, doch nur 65 000 Männer.

In vielen Bereichen konnten Frauen alte Rollen abstreifen, während Männer in ihren Breitengraden blieben. Frauen haben viele Eigenschaften hinzugewonnen, während Männer still stehen. Letztlich heißt das, Frauen sind vielseitiger geworden, was dem Mann gegenüber natürlich von Vorteil ist.

Was Frauen in dieser Rollenvielfalt am ehesten einschränken, ist die Verfügbarkeit für den Haushalt. Den soll der Mann selbst erledigen. Soll sie zusätzlich zu ihren vielen Jobs noch seine Wäsche vom Boden aufsammeln, seine Schuhe putzen, seine Hemden bügeln, sein Bett machen und ihn bekochen? Da ein Mann im Haus in der Regel mehr Arbeit macht, sagen sich heute viele Frauen, warum nur einen und den noch in der gleichen Wohnung. Es reicht doch, wenn er bestimmte Bedürfnisse befriedigt und wieder verschwindet. Frauen suchen sich heute die Seiten des Mannes heraus, von denen sie profitieren und die sie mögen. Ihm dienen wollen sie nicht mehr. Seinen Haushalt soll er allein führen.

Und so hat eine Verlagerung dessen stattgefunden, was Frauen mit Männern tun und tun wollen. Da die Frau aber von ihrer Bedürfnislage breiter gefächert ist als der Mann, braucht sie auch mehrere Männer, um eine angemessene Befriedigung ihrer Wünsche zu erreichen. Und so kommt es immer öfter vor, dass eine Frau eine ganze Reihe männlicher Freunde hat, angefangen vom Schwulen über den Handwerker, Intellektuellen, musisch interessierten Mann bis hin zum Liebhaber. Alles Männer, die kommen und auch wieder gehen. Manchmal gibt es einen festen Partner, der dann damit klarkommen muss, dass es männliche Freunde gibt. Oder Frauen unterhalten völlig diskret einen Zweitmann, der das erfüllt, was der erste vermissen lässt.

Interview mit Dieter Hoffmeister, Familiensoziologe an der Universität Münster

Wie erklären Sie sich, dass viele Frauen heute mehr als einen Mann haben?

Da muss ich weit ausholen. Mir hat ein Begriff ganz gut gefallen, der Begriff der seriellen Monogamie, der auch zu meinem Buch, »Mythos Familie«, hervorragend gepasst hätte. Ich weiß aus vielen Untersuchungen und Statistiken, dass Scheidungsbegehren heute mehrheitlich von Frauen ausgehen und dass sie Männer in Bezug aufs so genannte Fremdgehen vermutlich sogar überholt haben. Eine Reihe von Familienberatern hat mir in diesem Zusammenhang auch bestätigt, dass Frauen, wenn es um Trennung geht, häufig bereits einen anderen Mann im Hintergrund haben. Das wird nicht so publik und ist auch zahlenmäßig – soweit ich weiß – kaum erfasst, scheint aber trotzdem Realität zu sein. Mal platt formuliert: Frauen trennen sich zum einen heute viel häufiger von Männern, als Männer sich von Frauen trennen, und dahinter steckt dann oft ein anderer Mann oder zumindest die Vision eines anderen Mannes, das heißt weitere Optionen auf Männer.

Inwieweit ist Familie von der übrigen Orientierung der Lebensbereiche abhängig?

Ich bin in meinem familiensoziologischen Beitrag »Mythos Familie« von einer Familienbestimmung ausgegangen, die

Familie als Zweckform betrachtet. Eine der Grundthesen ist, dass Familie in ihrer Struktur und Verfassung an dem orientiert ist, was die Arbeitsbeziehungen uns vorgeben. Die Form der Arbeitsbeziehungen strukturiert immer das, was man in den jeweiligen historischen Phasen dann als Familie begreift. Wo Familien stabil waren, gab es stabile Arbeitsbeziehungen, und die stabile Familie war funktional hierfür. Wenn man also davon ausgeht, dass die Arbeitsbedingungen Partnerschaften heute grundlegend verändern, weil sie in der modernen Industriegesellschaft auf Pluralität, auf Flexibilität, auf schnellen Wandel, auf Multioptionalität angelegt sind, dann ist klar, dass Familienstrukturen heute so sind, wie sie sind, nämlich brüchig. Die Frage ist letztendlich also die: Ist eine stabile Familienbeziehung auf lange Sicht nicht eher hinderlich, steht sie einer Arbeitsbeziehung nicht eher im Wege, und ist der flexible Kosmopolit, der vollmobile Single nicht die funktionalere Figur im Rahmen moderner Arbeitsanforderungen?

Frauen stehen heute ihren Mann …

… und Männer stehen zunehmend auf Muttern. Stichwort Androgynität: Geschlechterzuordnungen, also bestimmte Geschlechtertypologien, existieren im Rahmen moderner Arbeitsbeziehungen immer weniger. Ich habe gerade eine Runde von Dezernentinnen und Dezernenten in einem Bundesamt erlebt, die von einer Personalchefin von Ende 20 moderiert wurde. Was auffiel: Bezeichnenderweise trugen die Frauen alle Jacketts und dazu Hosen, und die Männer saßen relativ bunt und salopp gekleidet herum. Auch war eine deutliche Angleichung der Geschlechter in den Verhaltensweisen, im Redestil, in den gestischen und mimischen Äußerungsweisen zu beobachten. Unterscheidbarkeit fiel also schwer. Das sind Androgynisierungstendenzen, was bedeutet, dass bei diesen Zwitterexistenzen die eindeutige Zuortbarkeit von Aussehen und Verhalten zu einem Geschlecht immer weniger möglich ist. Und das ist ja nur das nach Außen hin Wahrnehmbare. All das hat seinerseits etwas mit Pluralisierung zu tun. Im ersten Schritt mit Pluralisierung der Welt überhaupt. Das fängt bei der Technik an, geht weiter über die Aneignung dieser Welt durch Arbeit, geht weiter im Bereich der Pluralisierung von Geschlechterrollen – Männer kochen und erziehen, Frauen arbeiten – und mündet schließlich in einem vorläufig letzten Schritt ein, in das Erkennen der eigenen pluralen Möglichkeiten. Und diese Erkenntnis schließlich wirft die Frage auf: Brauche ich überhaupt noch einen Mann?, und wenn ja: Wofür? Und wenn ich als Mann schon kochen kann, die Kinder versorgen und erziehen kann, dann frage ich mich natürlich auch, wozu brauche ich da noch eine Frau? Konsequent zu Ende gedacht, ist dies ja auch eine der entscheidenden Voraussetzungen dafür, sich für gleichgeschlechtliche Sexualität innerhalb der einzelnen Geschlechtergruppen zu entscheiden. Es outen sich ja tatsächlich immer mehr Menschen, und irgendwann wird man sich vielleicht selber einmal fragen: Wozu brauche ich überhaupt noch einen Mann oder eine Frau – allein fürs Bett? Ist diese Restfunktion nicht möglicherweise auch ersetzbar?

Was wollen wir damit erreichen?

Die Menschen schaffen sich – das wäre eine weitere Möglichkeit dieser Pluralisierungsdebatte – den Entwurf einer ideellen Gesamtperson. Wenn man in Pluralisierungskategorien denkt, dann ist man auch mit der These konfrontiert, dass die Welt heute darauf angelegt ist, psychophysisches Wohlbefinden herzustellen. Die zentrale Frage ist also: Wie kann ich mir etwas Gutes tun? Da gibt es immer mehr Angebote und Möglichkeiten. Alles ist fein säuberlich kategorisiert und zu bestimmten Lebensstilen zusammengefügt. Deswegen differenziert man die Gesellschaft nicht mehr allein nach Klassen und Schichten. Der soziologische Blick richtet sich stattdessen zunehmend auf einzelne sozialkulturelle Milieus oder, mit Gerhard Schulze formuliert: auf Szenen, die unterschiedlichen Lebensstilen frönen. Und in diesem Rahmen haben wir die Möglichkeit, uns hier etwas rauszupicken, uns dort dann wieder für etwas anderes zu entscheiden – alles unter dem Attribut Fun- und Freizeitgesellschaft. Das alles ermöglicht es, dass die Menschen sich heute ihr Leben zusammenbasteln zu einem »Patchworkleben«. Das hat also auch etwas mit Pluralisierung zu tun. Der Imperativ dabei ist: Genieße dein Leben. Und die zentrale Frage lautet: Wie stelle ich es an, mir in einer pluralen Welt mit ihren Millionen von Angeboten dieses Leben schön zu gestalten? Also picke ich mir alles, was mich diesem Ziel näher bringt, heraus. Überall und zu jeder Zeit. Am Ende des ganzen Pluralisierungsgeschehens steht im Grunde auch die Pluralisierung der eigenen Identität. Identität ist dann nicht mehr eine stringent männliche oder weibliche Identität, sondern mehr oder weniger eine androgyne Identität, um das etwas überpointiert zu sagen. Sie umfasst weibliche wie männliche Attribute, vom Aussehen über die Qualifikation bis hin zu den inneren Einstellungen. Aber zurück zu Ihrer These von der »Vielmännerei«: Die Frauenbewegung hat Frauen aus traditionellen Zwängen befreit, die Pluralisierung der Gesellschaft hat die Angebote und Möglichkeiten erweitert. Beides zusammen hat also erst die Voraussetzungen dafür geschaffen, dass Frauen sich einen so genannten »ideellen Gesamtmann« überhaupt wünschen, der sich in der Praxis dann oft aus mehreren Personen zusammensetzt.

Wissen Sie ein Beispiel?

Ich erlebe das gerade bei einigen Freundinnen in meinem persönlichen Umfeld, die, mal mit, mal ohne Kind, zusammenleben, keine festen männlichen Partner haben, aber bestimmte Aufgaben und Erwartungen an unterschiedliche männliche Freunde delegieren. Das reicht dann von Reparaturarbeiten über die Installation von Computer-Software bis hin zu Gesprächen oder Formen der Freizeitgestaltung. Die ideelle Gesamtfigur Mann scheint als eine Person noch nicht zu haben zu sein. Die gibt's dann unter dem Stichwort serielle Monogamie nur in Serien oder im Kino oder als zusammengesetzte Figur. Frauenhaushalte mit männlichen Planeten drum herum. Die sind dann zumeist weiter weg als die Freundinnen, die sich im engeren Umfeld des Netzwerks befinden. Jeder trägt also eine bestimmte Eigenschaft zum angestrebten Ganzen bei. Die Frauen mehr, die Männer immer weniger. So eine Art modernes Matriarchat mit männlichen Einsprengseln. So etwas passt auch gut zu den neuen Lebensstilen.

Eigentlich sehr pragmatisch.

Nun ja. Trotzdem gibt es da noch den Normkomplex des einzig Richtigen. Nach allen empirischen Untersuchungen ist immer noch das letztendliche Streben und Wollen von Frauen und auch Männern darauf ausgerichtet, den einen Richtigen oder die eine Richtige fürs Leben zu finden. Das wird nur immer problematischer, denn diesen einen Richtigen gibt es so singulär ja gar nicht. Der muss ja, und da sind wir wieder bei der Pluralisierung, alle ideellen Bedingungen und Eigenschaften, die Männern zugeschrieben werden, repräsentieren. Er muss sozusagen eine sehr plurale, ideelle Gesamtfigur sein. Er muss tüchtig, intelligent, kommunikativ und einfühlsam sein, gut aussehen, sexuell attraktiv sein und kinderliebend.

Ist das vielleicht die moderne Suche nach dem Märchenprinzen?

In gewissem Sinne schon. Solche Dinge werden uns durch die Werbung suggeriert. Diese Zweckform neuer Mann, die gibt es in der Realität nicht. Das ist eine Kunstfigur: der gut aussehende, durchgestylte, mit dem Superbody ausgestattete Mann, der nach Feierabend liebevoll sein Kind umsorgt, dabei seine Frau in den Armen hält und gleichzeitig online erfolgreich Aktiengeschäfte abwickelt und, und, und … Das ist das neue Männerbild, das Frauen suggeriert wird. Und das hat mit zwei Dingen zu tun. Nämlich mit der Pluralisierung typisch geschlechtsspezifischer Eigenschaften und ihrer Verschränkung. Vor allem die Frauenbewegung hat ja Teile solcher Ansprüche an Männer hervorgebracht, die flugs von der Werbeindustrie aufgegriffen und umgesetzt, das heißt zu Bildern verdichtet worden sind. Frauen haben in vielen Beiträgen – angefangen bei Alice Schwarzer bis hin zu Elisabeth Beck-Gernsheim – immer wieder einen Männlichkeitstyp gefordert, der nicht vor allem auf Karriere bedacht ist, sondern auch einfühlsam und kommunikativ, liebevoll und partnerorientiert sein soll. Und die Werbeindustrie hat daraus sozusagen einen Typus stilisiert. Da ist so etwas wie ein Leitbild entwickelt worden, an dem sich nun viele Frauen orientieren und das sie sich auch in ihren eigenen vier Wänden wünschen. In dem Wünschen und Sehnen nach einer solchen Figur verknüpfen sich also viele Dinge miteinander: Pluralisierungstendenzen, Forderungen von Teilen der Frauenbewegung, Marktmechanismen, der Wunsch nach Leitbildern. All dies ist vor allem für den postmodernen Wirtschafts- und Produktionsprozess hochgradig funktional.

Irgendwann entdecken Frauen, dass es den einen Idealmann nicht gibt.

Eben weil solche Menschen – Frauen wie Männer – in dieser Form gar nicht existieren, sondern zusammengesetzt werden müssen über fünf, sechs, sieben Beziehungen, haben wir es auch mit einem großen Enttäuschungspotential zu tun. Letztendlich sind nicht nur Frauen auf der Suche nach dem einen ideellen Gesamtmann. Das Gleiche gilt natürlich auch für Männer. Da wird zusammengebastelt, was zusammengewünscht wird. Das machen Frauen im Übrigen genau dann, wenn sie anfangen aufzuwachen, das heißt wenn sie entdecken, dass Wunsch und Wirklichkeit auseinander klaffen. Und wenn sie die scheinbaren oder tatsächlichen Möglichkeiten entdecken, von denen sie umgeben sind. Und wenn sie dann aufgewacht sind, dann gehen sie stärker aus der Beziehung raus, knüpfen Kontakte, machen Tanzkurse, schließen sich Selbsthilfegruppen an oder treiben Sport. In diesen Phasen orientieren sich Frauen also weg von ihrer begrenzten Rollenerfahrung, von Kindererziehung und Haushalt. Sie fangen dann an, Dinge für sich zu entdecken. Es kommt gewissermaßen zur Einlösung der erweiterten Ansprüche, und das wiederum legt den Grundstein für das, was man als Pluralisierung der Beziehungsmuster bezeichnen könnte: einen fürs Bett, einen zum Quatschen, einen, der die Freizeitaktivitäten teilt und vielleicht noch einen, der bemuttert werden will. Das zwingt zum Verzicht auf nur eine Partnerschaft. Man könnte so etwas tatsächlich als moderne Märchenprinzsuche bezeichnen, wobei die Suche letztlich aus einer real erfahrenen Unzufriedenheit resultiert, die natürlich auch wieder ihre Ursache hat. Schlimm für Frauen ist dann immer, wenn ihre eigenen Männer nach der Arbeit nach Hause kommen, sich in den Sessel hauen, muffig abhängen, Fußball gucken und sich als rundherum unkommunikativ erweisen. Das ist das krasse Kontrastprogramm. Das kennt jeder Ehe- und Partnerberater. Genau dann fangen Frauen nämlich an zu denken: Und das soll jetzt alles gewesen sein? Und dann tauchen die Bilder von den möglichen Alternativen auf. Dabei wird erst mal geschluckt und durchgehalten. Und irgendwann mal ist das Rabattmarkenbuch vollgeklebt und wird über den Tresen geschoben. Schluss, aus, Nase voll. Ehe- und Partnerberater bezeichnen so was als Trennung nach dem Rabattmarkenprinzip. Wenn ein solcher Märchenprinz im eigenen Nest nicht zu finden ist, dann muss er eben woanders zu finden sein. Und wenn das auch nicht klappt, dann muss er langfristig eben aus mehreren Männern zusammengebastelt werden. Das Ganze ist auch ein Lernprozess. Dahinter steckt aber erst mal immer noch die Suche nach dem einen Richtigen. Ich glaube, das ist immer noch der Motor. Das wird als Endzustand herbeigesehnt. Die zunehmende Autonomie und Souveränität beim Basteln kommt erst später. Auf diese Weise entstehen zunächst Phasen serieller Monogamie. Später kommt es zu immer mehr Desillusionierung und Enttäuschung. Dann naht das Ende der seriellen Monogamie. Jetzt ist der Punkt für eine aus mehreren Männern zusammengebastelte Idealfigur gekommen. Man selber bleibt dabei ja auch relativ autonom und bestimmt, wann, wer, zu welchem Zweck kontaktiert wird.

Ist das in jedem Lebensabschnitt gleich? Oder variieren die Bedürfnisse?

Natürlich hat das auch mit Lebensabschnitten und Lebensabschnittserfahrungen zu tun. Die Familienphase bleibt ja oft eine ganze Weile stabil. Aber davor und danach und dazwischen tanzt man mehr und mehr auf mehreren Feldern herum, weil hier die Zwänge und Abhängigkeiten wegfallen. Die Phasen des monogamen Zusammenseins, Familiengründungsphasen, Familienphasen und so weiter, diese Zeiträume werden aber immer kürzer. Dabei nimmt die Serialität der Beziehungen zahlenmäßig zu. Im Bereich der Familie nenne ich das dann einen Trend zu »fortgesetzten Fortsetzungsfamilien«. Mittlerweile gibt es ja nicht nur eine Fortsetzungsfamilie, es gibt immer öfter auch eine dritte und vierte Fortsetzungsfamilie. Wenn man das genau untersucht, stellt man fest, dass wir immer häufigere und längere Phasen des Suchens, Hoffens und Ausprobierens haben. Meine These ist, dass sich in Zukunft zum einen Fortsetzungsfamilien noch weiter pluralisieren werden. Parallel hierzu wird es aber auch immer mehr fortgesetzte Fortsetzungsfamilien in immer bunterer Vielfalt geben. Aus Sicht der Frauen bedeutet das: Sie haben mit immer mehr Männern immer begrenztere Kontakte. Da die Kinder normalerweise bei den Frauen bleiben, werden die Männer ihrerseits dabei in moderne Matriarchate mit Netzwerkcharakter eingebunden. Auch ihre Lebensweise wird also bunter und vielseitiger.

Empfinden Männer das für sich auch als Weiterentwicklung?

Wie und ob das von Männerseite überhaupt gesehen wird, ist im Grunde eine ganz eigenständige Frage. Ob die Männer damit glücklich sind, ist ebenso offen. Wenn man die These vertritt, dass hier ein Stück weit eine Funktionalisierung von Männern stattfindet, dann lautet eine wichtige Frage natürlich: Trifft all das auch auf entsprechende Bedürfnisse und Erwartungen beim Mann? Oder wird hier mit ganz anderen Bedürfnissen und Erwartungen von Männern gespielt? Aber Männer wollen sich ja auch entwickeln und ihre eigenen Rollen mehr ausweiten, als das unter traditionellen Bedingungen der Fall war. Und dabei könnten sie von den Frauen vielleicht sogar lernen. Das einzig Problematische hierbei ist vermutlich die Kinderfrage. Sicherlich existiert auch eine Reihe von Männern, und das habe ich auch persönlich so erlebt, die immer wieder enttäuscht werden, weil sie eher konventionelle Vorstellungen von Zweisamkeit und Familie haben und immer wieder auf Frauen treffen, die nur noch bestimmte Dinge von ihnen erwarten. Und die machen sich dann jedes Mal Riesenhoffnungen auf eine Partnerschaft mit allem Drum und Dran, werden aber jedes Mal wieder enttäuscht.

Ist das alles ein Grund zu klagen? Ist das alles schrecklich?

Jahrzehnte überdauernde Ehen und Partnerschaften hat es ja auch in früheren Zeiten so nie gegeben. Was wir da in der Phase der Familialisierung in den 50er, 60er und 70er Jahren erlebt haben, ist historisch einmalig. Auch im gesamten 18. und 19. Jahrhundert etwa hat es sehr plurale Formen von Ehe und Partnerschaft gegeben. Es ist also nicht so, als ob das alles so neu wäre. Neu ist nur die oft wahnsinnig überzogene Erwartungshaltung an den Partner. Aber, ist das jetzt ein Grund zum Jammern? Da können Sie mich nur ganz persönlich nach meiner Meinung fragen. Als Soziologe würde ich sagen: Es ist, wie es ist, weder zu bejammern, noch zu betrauern oder zu begrüßen. Das Ganze ist eine Reaktion der Menschen auf eine Welt, die durch Pluralisierung, Flexibilisierung und Ökonomisierung gekennzeichnet ist. Familie und Partnerschaften reagieren im Grunde nur darauf.

Die Einzigen, die es wirklich trifft, sind die Kinder. Warum?

Es scheint tatsächlich so, als ob Kinder unter seriellen Beziehungen oder Mehrfachbeziehungen und unter damit einhergehenden Flexibilisierungen von Partnerschaft und Familie, was ja in gewisser Weise zusammengehört, leiden. Aber sie leiden nicht, weil es so ist, wie es ist, sondern sie leiden darunter, dass die Erwachsenen, die damit umgehen, so entsetzlich unzufrieden sind. Sie zanken sich, streiten, sind traurig und zornig. Da ist die Frage, warum sind die denn so strapaziert von alldem? Und an dieser Stelle drängt sich der Gedanke auf: Weil das nicht ihr eigentlicher Wunsch ist. Weil der eigentliche Wunsch immer noch der nach dem einzig Richtigen, der einzig Richtigen ist. Und das am besten lebenslang, aufgehoben in einer Familie, in der die Kinder dann das i-Tüpfelchen ausmachen. Es scheint also in der Mehrheit der Bevölkerung, bei Jüngeren wie Älteren, immer noch der Wunsch nach einer funktionierenden und beständigen einzigen Partnerschaft zu bestehen, die aber auch all das beinhalten soll, was Männer und Frauen sich jeweils wünschen. Aus Sicht der Frau bedeutet das dann, den Mann als Kumpel, Liebhaber, Vertrauten, engagierten Vater und so weiter an ihrer Seite zu haben. Aus Sicht des Mannes existieren ähnliche Vorstellungen in umgekehrter Richtung. Dieses Ideal gibt es aber nicht und darum sind wir unzufrieden, darum inszenieren wir Trennungen, ertragen Trennungsschmerzen, starten Neuversuche und streben unseren hohen Erwartungen hinterher. Genau darum ist Monogamie auch so seriell geworden. Weil es wieder und wieder nicht klappt, beißt sich die Katze immer häufiger in den Schwanz. Was wir lernen müssen: Unsere Erwartungen sind gemacht, sie sind nicht realistisch. Realistisch ist nur ihr Zerbrechen. Realistisch und vor allem funktional sind auch die Reaktionen hierauf, also die Konsequenzen, die wir daraus ziehen, ob Vielmännerei, ständige Wechsel oder Rückzug. Insofern lande ich dann wieder bei meiner Zweckform Familie. Unsere Erwartungen sind ausgerichtet auf Partnerschafts- und Familienformen, die in früheren Phasen funktionierten. Unter postmodernen Arbeits- und Lebensbedingungen funktioniert das so nicht mehr. Liebe, Langfristigkeit, Stabilität und Vertrauen, all diese Dinge sind nicht zur Deckung zu bringen mit der zunehmenden Marktförmigkeit der Lebens- und Beziehungsmuster. Aber genau die Tatsache, dass das nicht mehr zur Deckung zu bringen ist, ist in diese Marktförmigkeit eingebaut, ist sozusagen die Bedingung ihres Funktionierens.

Könnten Kinder sich mit so etwas wie einer Viersegmentehe arrangieren, wenn ihre Eltern dabei vernünftig miteinander umgehen würden?

Es ist bekannt, dass so etwas stark mit der Qualität der elterlichen Beziehungen zueinander zu tun hat. Wenn Menschen auseinandergehen und trotzdem gut befreundet bleiben, wenn beide Eltern also dann immer noch für das Kind da sind, Entscheidungen gemeinsam treffen und so weiter, dann entwickeln sich Kinder wesentlich problemfreier, als wenn sich Hass und Krieg der Geschlechter über Jahre hinziehen und über die Kinder ausgetragen werden. Das ist empirisch eindeutig belegt. Deshalb gibt es heute auch das gemeinsame Sorgerecht als Regelrecht und die so genannte Mediation im Trennungs- bzw. Scheidungsfall. Wenn also Partnerschaften stabil und in Freundschaft auseinandergehen, ist es so, dass die Kinder viel weniger darunter leiden als Kinder aus den Familien, wo Partnerschaften konflikthaft zerbrochen sind und dann auch noch konflikthaft bleiben. Das ist das eine. Ihre Frage nach der Viersegmentehe, also nach pluraler Elternschaft, hat aber noch eine andere Seite. Und das sind alle Fragen jenseits der Eltern-Beziehungen. Da entstehen ja auch bestimmte organisatorische Zwänge, Verhaltenszwänge, Akzeptanzzwänge, Kompromissnotwendigkeiten und so weiter. Vor allem aus Sicht der Kinder. Diese Seite versuchen wir im Übrigen gerade im Rahmen eines bei der Deutschen Forschungsgemeinschaft beantragten Projekts zu klären. Was wir bisher mit Blick auf die Kinder wissen, ist, dass deren Befindlichkeit ganz wesentlich vom Umgang der Erwachsenen miteinander abhängt. Trotz allem sind Kinder einer Reihe von Ambivalenzerfahrungen ausgesetzt. Da tauchen Loyalitätsprobleme auf, da prallen unterschiedliche Vorstellungen von Familie aufeinander, eröffnen oder verschließen sich individuelle Freiräume für Kinder, existieren unterschiedliche Nähe-Distanz-Regeln und Kommunikationsmuster in den jeweiligen Familiensystemen. All das muss von den Kindern irgendwie bewältigt und in ihren Alltag integriert werden. Wo das nicht gelingt, so jedenfalls unsere Annahme, werden Kinder zu den Verlierern der Pluralisierung von Familie und Partnerschaft. Worin das dann letztlich begründet ist, wie dem entgegenzuwirken wäre und was Beratungsstellenarbeit hier zum Gelingen beitragen kann, das hoffen wir in unserem Projekt zu klären.

Barbara (44), allein lebend, zwei Freunde

Ich habe die Erfahrung gemacht, dass selbst hochintelligente Männer emotional eher schlicht sind. Frauen sind vielschichtiger und empfinden vielschichtiger. Männer sind einfacher gestrickt. In jeder meiner beiden Männerbeziehungen gibt es etwas, was mich hält. Peter hat eine Eigenschaft, die ich sehr schätze, und deshalb halte ich seit Jahren Kontakt, obwohl ich manchmal sehr ärgerlich über ihn bin. Er hat etwas absolut Zuverlässiges, er gibt Sicherheit. Das ist seine positive Seite. Die Seite, die mich unzufrieden macht: Du kannst mit ihm nicht genießen. Er kann nicht nett ausgehen, er kann keinen Spaß haben, er ist sehr ernst, sehr schwer und sehr verantwortungsvoll. Leichtigkeit und Lockerheit gehen ihm ab. Das ist anstrengend, aber das brauche ich. Also nehme ich es mir.

Aber es ist auch mühsam. Denn er ist nicht lustig, selten mal fröhlich. Er trägt die Last dieser Welt auf seinen engagierten Schultern. Das ist gut und auch nicht gut. Wann immer es mir schlecht geht, ist er für mich da. Ich weiß sicher, ich könnte 100-prozentig auf ihn bauen. Und dieses Gefühl reicht mir, um eine Art von Partnerschaft zu ihm zu pflegen.

Früher haben wir in einer Wohnung gelebt und unser Leben geteilt. Das könnte ich heute nicht mehr. Natürlich ist es manchmal wichtig, über ernsthafte Dinge zu reden. Es gefällt mir, wie er argumentiert, wie er politische Situationen sieht, wie er sein Leben eingerichtet hat. Er ist sehr wohlhabend durch eine Erbschaft, ist aber trotz des vielen Geldes, das er hat, bescheiden, manchmal geizig. Er steht mit beiden Beinen fest auf dem Boden. Er ist das totale Gegenteil von einem Traumtänzer. Er hat im Gegensatz zu mir eine sehr starke Bodenhaftung. Ich fliege oft zu hoch, verliere manchmal die Bodenhaftung – aus welchem Grund auch immer. Peter gibt mir auch wirtschaftliche Sicherheit. Das tut gut, weil er immer wieder glaubhaft versichert, dass ich selbstverständlich in sein Haus ziehen und dort wohnen könnte. Natürlich ohne Miete zu bezahlen. Ich würde das nicht wollen und wohl auch nie tun, denn ich verdiene gut und habe mein Leben selbst abgesichert. Aber einfach zu wissen, da ist jemand, der würde mich notfalls auffangen, das ist ein beruhigendes Gefühl. Das ist kein dummes Geschwätz, nicht so dahergesagt. Es beruhigt mich. Peter ist groß und stark und auch weltgewandt. Wir haben viele Bedürfnisse gemeinsam. Ich bin sehr gerne in der Natur. Er ist sehr gerne in der Natur. Wir leben beide sehr umweltbewusst. Das teilen wir. Mit ihm am Strand entlangzugehen ist ganz große Klasse.

Ich fühle mich geschützt und aufgehoben, weil ich ja schon durch meinen Beruf – ich bin Filmemacherin – meinen Mann stehen muss. Und da ist es einfach schön, wenn da jemand ist, an den ich mich anlehnen kann.

Es klingt jetzt blöd, aber ich glaube, ich hätte mir als Kind so einen Vater gewünscht. Mein Vater konnte überhaupt keine Sicherheit geben, der war der Luftikus schlechthin. Als Kind habe ich ganz stark das Gefühl sowohl der emotionalen als auch finanziellen Sicherheit vermisst. Deshalb ist der Mann für einen Teil in mir eine große Beruhigung. Der andere Teil kommt bei ihm ständig zu kurz. Was ihm fehlt: Er ist kein Gesellschaftsmensch. Ich schon. Ich genieße Einladungen, kultiviertes Ausgehen, Luxus. Ich bin auch ein Genussmensch.

Deshalb habe ich mich vor einiger Zeit von Peter getrennt. Ich habe unsere Trennung aber nie richtig geschafft in dem Sinne, dass wir den Kontakt abgebrochen hätten. Ich muss andererseits auch nicht jeden Tag mit ihm telefonieren. Manchmal geht es mir auf die Nerven, dass wir ständig telefonieren, weil er täglich anruft. Er sucht den regelmäßigen Kontakt. Ich glaube, auch ich bin irgendwie sein Zuhause.

Wir haben Zeiten, da gehen wir miteinander ins Bett, und dann wieder gibt es Zeiten, da gehen wir nicht miteinander ins Bett. Sex mit Peter war immer so ein Geborgenheitssex mit kuscheln, streicheln, drücken, anlehnen, sich vertraut sein, weil wir uns so lange kennen. Auch da ist es wie beschützt werden. Unsere Art von Sex ist Hausmannskost.

Unsere Partnerschaft funktioniert natürlich nur, solange keiner von uns eine feste neue Beziehung eingeht. Vor allem Peter ist so extrem geradlinig, dass er nie zweigleisig fahren könnte. Manchmal habe ich das Gefühl, durch seine regelmäßigen Anrufe kontrolliert er, ob ich auch zu Hause bin. Und ob ich allein bin. Gestern war ich mit einer Freundin spazieren. Als ich nach Hause kam, schellte das Telefon, und er wollte wissen, was ich gemacht habe. Ich habe registriert, wie erleichtert er war.

Er ahnt wahrscheinlich, dass es außer ihm noch andere Männer gibt, aber so ganz genau will er es nicht wissen. Als wir uns kurzzeitig ganz getrennt hatten, weil ich in einen anderen Mann verliebt war, wollte er nicht wissen – bis heute nicht –, warum unsere Beziehung in die Brüche gegangen ist. Er will es einfach nicht wissen. Das empfinde ich als weiteres Defizit an ihm. Er ist ignorant. Was er nicht wissen will, blendet er einfach aus. Das nervt. Und so ist kein vernünftiges Gespräch, kein Austausch möglich. In dieser Zeit hatten wir monatelang keinen richtigen Kontakt. Wir haben immer mal wieder telefoniert. Damals glaubte ich noch, dass mir ein Mann reicht. Erst als diese Beziehung in die Brüche gegangen war, habe ich mir eingestanden, dass ein einziger Mann die Bedürfnisse, die ich habe, unmöglich allein erfüllen kann. Damit meine ich nicht sexuelle Bedürfnisse sondern intellektuelle und emotionale. Ich habe inzwischen den Wunsch, meine Bedürfnisse auszuleben, verschiedene Rollen zu spielen.

Mit Karl beispielsweise kann ich locker sein. Der hat die Leichtigkeit, die Peter fehlt. Karl ist Rechtsanwalt. Er hängt mir auch nicht auf der Pelle. Er hat nicht – wie Peter – den Drang, mich zu kontrollieren. Karl ist einer, der das Leben genießt. Er geht gerne ins Theater, in die Oper, zu Vernissagen und in Kunstausstellungen. Er ist fröhlich und kann witzige Geschichten erzählen. Da bekomme ich das, was ich bei Peter immer vermisst habe. Bei Karl darf ich Prinzessin sein, mich aufwändig schminken. Da kann ich Seiten ausleben, für die Peter einfach zu dröge ist. Wenn ich mit Karl ausgehe, ist das wie eine Performance, es hat Glamour.

Und vor kurzem habe ich noch eine Steigerung erfahren: Markus. Markus ist leichtlebig bis zur Verantwortungslosigkeit. So eine Art Lebenskünstler. Mit ihm habe ich noch mal die Symbiose versucht, was natürlich schief gegangen ist. Inzwischen ist Karl für mich Markus in der B-Liga. Die A-Liga war kurzfristig für mich die absolute Beziehung. Aber das konnte nicht gut gehen.

Als B-Liga bezeichne ich jetzt mein Alleinleben mit drei Männern an der lockeren Leine. Und das ist im Moment ideal. Perfekt sogar. Jedenfalls für mich und meine Bedürfnisse. Mit Karl, der in einer anderen Stadt lebt, telefoniere ich häufig. Manchmal muss ich am Tag mit beiden oder allen dreien telefonieren, was ich bisweilen etwas anstrengend finde.

Dadurch, dass Karl weiter weg wohnt, ist die Gefahr, dass er aufkreuzt, wenn ich gerade etwas mit Peter unternehme, natürlich nicht groß. Mit Markus mache ich selten was, so dass Peter und Markus ganz gut auseinander zu halten sind. Mit Peter mache ich Sachen, die ich mit Karl oder Markus nie zulassen würde. Peter kennt mich im Alltag, wir kochen Erbsensuppe, ich laufe in ausgebeulten Jeans herum, wir essen Hamburger im Auto, und wir hängen gemeinsam vor der Glotze ab. Das alles würde ich mit Karl oder Markus nicht wollen. Die beiden sind etwas für den großen Auftritt. Während ich mit Peter nachts durchaus das Bett teilen kann, bestehe ich bei Karl auf einem Hotelzimmer. Ich will nicht, dass er mich morgens verschlafen und zerzaust sieht. Mit Karl habe ich aber Telefonsex, was mit Peter undenkbar wäre. Dazu ist er viel zu prüde.

Karl ist für den Spaß. Es ist experimentierfreudig und locker, unverbindlich und dadurch gelöst. Er hat keine Ansprüche und will auch nicht wieder in eine feste Beziehung. Er ist geschieden und will sich nichts neues Festes antun. Das kommt meinen Bedürfnissen sehr entgegen. Karl macht deutlich, dass er das Leben genießen will. Er kann extrem witzig erzählen. Wenn wir telefoniert haben, lache ich noch Stunden später. Von Karl erwarte ich nicht viel. Ich habe keine Ahnung, wie er reagieren würde, wenn ich ihm sagen würde: Heirate mich.

Wahrscheinlich würde er sich zu Tode erschrecken und Reissaus nehmen. Ich kann heute gut so eine Unverbindlichkeit ertragen. Nachdem ich jahrelang genau das Gegenteil war. Ich war klammerig, absolut, symbiotisch. Heute finde ich es angenehm und erleichternd, dass ich nicht mehr die 1000-prozentige Gemeinsamkeit suche. Zusammen ins Bett gehen, zusammen aufstehen, gemeinsam frühstücken, zusammen in Urlaub fahren, zusammen lesen, zusammen husten, zusammen, zusammen, zusammen … Das wäre mir heute eine Last. Allein schon der Gedanke, ich komme abends nach Hause und da sitzt jemand auf meiner Couch, dieser Gedanke ist mir heute zuwider. Vielleicht ändert sich das wieder. Im Moment habe ich nicht das Bedürfnis nach einer ausschließlichen Partnerschaft. Ich genieße männerfreie Zeiten und genieße, dass ich Zeit für mich und für Freundinnen habe.

Ich war bis Ende 30 immer in einer festen Partnerschaft. Wenn ich mich mit Freunden traf, wollte ich immer, dass auch mein Lebenspartner dabei war. Wenn ich gelacht habe, sollte er auch lachen, wenn ich geweint habe, sollte er auch weinen. Ich wollte alles teilen. Das erwarte ich auch nicht mehr. Ich habe inzwischen neben den beiden Hauptmännern Peter und Karl außer Markus auch noch andere gute männliche Freunde.

Karl ist sicher auswechselbar. Wenn ich jemanden treffe, mit dem es genauso viel Spaß macht, in die Oper zu gehen, Wein zu trinken, zu genießen, dann würde ich das auch mit dem tun. Wir reden über sehr intime Dinge, über unsere Probleme, was uns bewegt. Die Beziehung ist nicht oberflächlich. Wir sind sehr offen und sehr ehrlich miteinander. Es ist toll, mit ihm zu reden. Im Vergleich zu Peter sieht Karl die Dinge positiv. Peter mit seiner ganzen Schwere und Bodenhaftung ist jemand, der immer vom Schlimmsten ausgeht. Der sagt, es ist ja furchtbar, aber es kann noch schlimmer werden. Nach einem Telefongespräch mit Peter bin ich oft frustriert, er zieht mich runter. Nach einem Gespräch mit Karl bin ich wieder zuversichtlich. Er hilft mir sehr viel mehr als einer, der noch zusätzlich den Teufel an die Wand malt.

Warum Frauen heute mindestens zwei Männer brauchen, kann ich natürlich nur von mir sagen. Frauen empfinden vielschichtiger. Frauen sind emotional breiter gefächert. Sie können auf unterschiedlichen Ebenen lieben, empfinden und die unterschiedlichsten Rollen ausfüllen. Ich kenne ganz viele Frauen, die kannst du in ein First-Class-Restaurant schicken und die können sich perfekt benehmen. Die kannst du auch an eine Pommesbude stellen, und da unterhalten sie sich mit den Malochern. Männer sind eher gerade. Ich kenne nur Männer, die können entweder/oder. Die sind Managertypen oder Holzfäller.

Um das hinzukriegen, was ich jetzt praktiziere, braucht man einen Terminkalender. Man muss organisieren können, man muss koordinieren, kein schlechtes Gewissen haben, und ich denke, es ist auch wichtig, ein bisschen reifer zu sein und einige Sehnsüchte schon gelebt zu haben. Ich habe mit 25 anders empfunden und hätte es damals noch nicht gekonnt. Ich glaube, man braucht auch eine gewisse Lebenserfahrung, Ruhe, und man muss weg sein von der Welt, dem Image, das die Werbung und Liebesfilme und -romane rüberbringen. Die einzige große wahre Liebe bis dass der Tod euch scheidet. Man muss die Mythen durchschaut haben. Ich glaube, das ist die Fortsetzung der seriellen Monogamie, die Geschichte, dass man zwei Männer parallel hat, beziehungsweise seine Bedürfnisse einfach bei mehreren Männern befriedigt. Also dass man nicht mehr das eine abschließt und etwas Neues anfängt, sondern dass man mehrgleisig fährt. Mir gibt diese Konstruktion eine gewisse Unabhängigkeit. Und auch ein Sicherheitsgefühl. Ich muss aber noch mal ganz klar sagen: Es geht nicht darum, dass ich mit zwei Männern ins Bett gehe. Es ist etwas, was sich mit meinen Emotionen und auch meinem Intellekt beschäftigt. Ich bin vielseitig interessiert. Mein Interesse beschränkt sich nicht darauf, was mir Peter erzählt. Mich interessiert auch alles, was Karl abdeckt und einbringt. Und Markus und die anderen. Da ich auch viel Zeit für mich allein brauche, müssen es Männer sein, die mich nicht dauernd sehen wollen. Der Tag hat nun mal nur vierundzwanzig Stunden. Insofern ist es mir sehr recht, dass die Treffen mit Karl geplant und zelebriert werden müssen. Der fährt halt fünf Stunden und kann nicht einfach überraschend vor der Tür stehen. Es wäre mir auch zu eng, wenn er bei mir schlafen wollte. Die Nähe, die wir am Telefon haben, würde unser Alltag kaputt machen. Ich muss ihm gegenüber meine Intimsphäre wahren.

Evolutionsgeschichtlich haben Frauen und Männer völlig unterschiedliche Fähigkeiten entwickelt. Während Frauen sich um die Kinder kümmerten und Beeren sammelten, wobei sie sinnvollerweise sprachliche Fähigkeiten entwickelten, um sich gegenseitig zu informieren, gingen Männer auf die Jagd. Dabei war es sinnvoll, leise zu sein, zu schweigen, zu beobachten. Das räumliche Denken wurden stärker trainiert. Die Aufgabe, Wild zu erlegen, nahm oft mehrere Tage in Anspruch. Diese Zeit war wie ein Schweigetraining. Nicht kontakt-, sondern aufgabenorientiert. Emotionaler Austausch war nicht nur nicht notwendig, sondern sogar eher hinderlich.

Diese jahrtausendelange Rolle steckt Männern nach wie vor tief in den Knochen. Viele Männer verhalten sich noch wie Jäger in der Steinzeit und sehen sich auch so. Doch ihr archaisches Rollenverständnis verändert sich langsam.

Für Frauen war es immer notwendig, sich verbal auszutauschen. Ohne sprachliche Anregung können Kinder sich nicht entwickeln und nicht erzogen werden. Evolutionsgeschichtlich gesehen, waren der Ausdruck von Gefühlen und der Austausch von Informationen unentbehrlich für die verschiedenen Funktionen von Frauen.

Bis vor etwa fünfzig Jahren lebten Mann und Frau nicht primär als Liebespaar, also nur aufeinander bezogen. Das persönliche Gespräch, der Austausch miteinander waren auf ein Minimum beschränkt. Keine Frau hätte gefordert, dass der Mann auf ihre Gefühle eingeht, dass er ihr zuhört, wenn sie persönliche Probleme hat oder sich in sie hineinversetzt. Frauen hatten ihr festgeschriebenes Rollenverhalten und dazu gehörte, sich mit Frauen auszutauschen. Und genauso tauschten Männer sich, soweit wie nötig, mit ihren Geschlechtsgenossen über die Dinge aus, die zur Bewältigung ihrer Rollen notwendig waren.

Im Bereich Partnerschaft und damit verbunden im Bereich des weiblichen und männlichen Selbstbildes hat durch die Frauenbewegung etwas wie eine gesellschaftliche Revolution stattgefunden. War das alte Frauenbild von Weichheit, Nachgiebigkeit und Mütterlichkeit geprägt, ging es jetzt darum, als männlich geltende Eigenschaften zu entwickeln.

In den letzten dreißig Jahren ist ein vollständig neues Frauenbild entstanden – das einer selbstbewussten, wirtschaftlich vom Mann unabhängigen Frau. Frauen bewältigten diese Aufgabe im Laufe der letzten dreißig Jahre. Heute haben sie Zugriff auf das ganze Verhaltensrepertoire von ehemals klassischen weiblichen und männlichen Verhaltensweisen. Bei diesem Prozess sind die meisten Männer zurückgeblieben. Sie haben die weibliche Seite vernachlässigt und sehen sich mit Frauen konfrontiert, die ihnen dadurch überlegen sind. Darin liegt wohl ein wichtiger Grund für die heutige Verunsicherung von Männern.

Durch ihr verändertes Selbstbild ist die Frau auf eine gleichberechtigte, wenn nicht höhere Ebene als der Mann gerutscht. Denn mit dem Ende der wirtschaftlichen Abhängigkeit vom Mann hat die Frau etwas hinzugewonnen, ihre alten Eigenschaften aber behalten. Frauen machen nicht nur die gleichen Jobs wie Männer, sie machen sie dank ihrer weiblichen Talente auch oft besser. So gilt beispielsweise der kooperative weibliche Führungsstil als erfolgreicher als der männliche. Manchmal scheint es, als würden die Männer dabei auf der Strecke bleiben. Wir haben ein Idealbild der erfolgreichen berufstätigen Mutter, andererseits gibt es noch kein entsprechendes Männerbild. Könnte das in Zukunft der berufstätige liebevolle Vater und Hausmann sein?

Das moderne Frauenbild verlangt einerseits Kompetenz in den traditionellen weiblichen Eigenschaften, zugleich gibt es auch die Forderung, in vielen Bereichen darüber hinaus fit zu sein. Viele Männer aber wollen die veränderten weiblichen Rollen nicht wahrhaben und verteidigen bewusst und unbewusst ihr patriarchalisches Erbe durch übertriebenes und unpassendes Machogehabe. Viele Therapeuten meinen, dass zur Zeit die Frauen ihre männlichen Eigenschaften überbetonen, ihre weiblichen zu sehr unter den Teppich kehren und dass Männer noch verzweifelt nach einer neuen Identität suchen, mit der sie sich arrangieren können, ohne ihr Selbstwertgefühl zu verlieren.

Dieses veränderte Rollenverhalten hat auch im erotischen Bereich weitreichende Folgen. Ein Thema ist die sexuelle Unlust des Mannes. Hier spiegelt sich eine tiefsitzende Abwehrreaktion, die sich aus Gefühlen von Verunsicherung und Enttäuschung heraus gebildet hat. Sicher ist der erotische Bereich einer der anfälligsten, wenn es um das veränderte Selbstverständnis von Mann und Frau geht.

Frauen gehen heute anders auf Männer zu. Häufig zunächst auf einer verbalen Ebene, wo der Eros ausgeklammert wird. Ob sich dabei so etwas wie sexuelle Spannung einstellt, lassen viele offen. Es kann, aber es muss nicht sein. Die Kumpelebene mit Männern ist relativ neu im Verhältnis der Geschlechter, aber sie ist vielen angenehmer und wertvoller als die romantische.

Zur Zeit erleben wir einen Umbruch jahrtausendealter Verhältnisse zwischen den Geschlechtern. Früher galten die Frauen als schwaches Geschlecht, der Mann als starkes. Heute gilt die Frau als das starke Geschlecht.

Auch im Outfit zeigt sich, wie Männer und Frauen sich einander angeglichen haben. Frauen tragen raspelkurze Haare, Männer einen Pferdeschwanz. Beide tragen Jeans, Hosenanzüge und Jacketts. Manche Männer tragen ab und zu einen Schottenrock. Die androgyne Frau gilt als ausgesprochen attraktiv. Männer dagegen sollen weicher werden, einfühlsamer und gefühlsbetonter.

Moderne Männer kennen Singlephasen und sind in der

Lage, ihren eigenen Haushalt zu führen. Sie können Wäsche waschen, Staub saugen, Fenster putzen und kochen. Oder sie wärmen sich Tiefkühlkost für Singles in der Mikrowelle auf. Mancher Mann kocht besser als eine Frau. Frauen dagegen lassen häufig ihren Haushalt erledigen. Sind sie beruflich sehr eingespannt, haben sie eine Haushaltshilfe, ein Au pair für die Kleinen oder einen, der ihnen den Garten macht. So gesehen besteht nicht mehr die geringste Notwendigkeit, sich aus ökonomischen oder praktischen Erwägungen heraus als Paar zusammenzutun.

Früher verließ der Mann die Familie. Er ging zum Zigarettenholen und kam nicht wieder. Ließ Frau und Kinder allein zurück. Heute verlassen immer mehr Frauen ihre Familien. Sie lassen die Kinder bei den Männern, und die Männer bleiben im eigenen Häuschen, während sich die Frau eine Wohnung sucht. Immer mehr Frauen verlassen auch ihre Kinder. Das bezahlen sie zwar noch mit einem schlechten Gewissen, aber lieber leben sie damit als unglücklich abhängig in einer Partnerschaft, die nicht mehr funktioniert.

Frauen nehmen sich heute auch selbstverständlich jüngere Männer. Warum soll das, was jahrtausendelang für den Mann reserviert war, nicht auch für Frauen gelten? Und es gibt immer mehr junge Männer, die das Zusammensein mit einer älteren Frau reizvoller finden als mit einer gleichaltrigen oder jüngeren. Viele jüngere Männer sind bei einer emanzipierten Mutter aufgewachsen, die berufstätig war und sich auch sonst um sich und ihr Wohlbefinden gekümmert hat. Das heißt, sie haben durch das Vorbild der Mutter mitbekommen, dass Frauen andere Rollen spielen als früher. Dass sie sich das Recht nehmen, das für sich zu tun, was ihr Leben zufrieden stellt. Dass sie ihre Bedürfnisse wahrnehmen und ihre Wünsche anmelden und erfüllen.

Auch in den meisten Patchworkfamilien sind die Rollen neu verteilt. Aus einem »Mann oben, Frau unten« ist ein gleichwertiges Nebeneinander geworden. Ein partnerschaftliches Miteinander.

Im Beruf können Frauen zumindest theoretisch und vom Gesetz her Gleiches erreichen wie Männer. Immer mehr Frauen haben die Power, ganz nach oben zu kommen. Viele Frauen sind in reine Männerdomänen eingebrochen. Die Polizistin, Kraftfahrerin oder Feuerwehrfrau ist heute keine Seltenheit mehr. Junge Mädchen gehen begeistert in die freiwillige Feuerwehr. Während immer mehr Männer in den typischen Pflegeberufen anzutreffen sind, wie Alten- oder Krankenpfleger.

Früher definierte die Frau sich über den Mann, den sie sich an Land gezogen hatte. Heute definiert sie sich über ihre eigenen Leistungen. Dass zu einer Frau »Frau Doktor« gesagt wird, weil der Mann Arzt ist, gehört in die Generation unserer Großmütter. Es soll aber schon vorgekommen sein, dass ein Mann mit Herr Doktor angeredet wurde, weil seine Frau Ärztin ist. Das hätten sich unsere Großmütter noch nicht träumen lassen.

Frauen wollen heute alles: eine gute Ausbildung, Karriere, Mutterschaft. Sie wollen spannende Hobbys und mehrmals im Leben etwas ganz Neues ausprobieren. Sie wollen das Leben in seiner ganzen Vielfalt entdecken und leben. Was

Frauen Jahrtausende verwehrt war, wird heute ausgetobt. Egal, aus welcher Schicht die Mädchen kommen.

Girlies wollen Fun. In der Girliephase ist das legitim. Moderne Mädchen sind mutig, experimentierfreudig und selbstbewusst. Sie versuchen dies oder fangen jenes an. Hauptsache es ist cool und macht Spaß. In den Hintergrund tritt dabei die Frage, die ihre Mütter noch ständig begleitet hat: Werde ich den Mann fürs Leben finden, der mich versorgt und mir Sicherheit bietet? Der mir gesellschaftliches Ansehen gibt und mich finanziert?

Girlies bezahlen heute selbst, sie lassen sich nur aushalten, wenn sie keine Gegenleistung dafür erbringen müssen. Sind sie knapp bei Kasse, jobben sie. Wenn es um Jungen geht, wird verhandelt. Dabei haben sie ein Selbstverständnis, von dem ihre Mütter nur geträumt haben. Wollen sie einen Jungen kennen lernen, managen sie das mit Hilfe von Freundinnen und Handys einfach selbst. Per SMS wird mitgeteilt: »Ich finde dich cool. Magst du mich kennen lernen?« Oder wahlweise: »Willst du mit mir gehen?« Warteten die Mädchen früher darauf, dass der, den sie sich erhofften, doch bitte auf sie zukommen möge, so organisieren moderne Mädchen so was selbst. Will der Junge nicht, dann ist er auch nicht der Richtige. Girlies lassen sich nicht mehr übertölpeln wie noch ihre Mütter, die Angst hatten, wenn sie »nein« sagten, verlöre der Angebetete sein Interesse. Wenn sie nicht wollen, bleibt es dabei. Ohne Wenn und Aber.

Werden sie älter, steht heute Ausbildung hoch im Kurs. Galt früher noch, wer bis 25 nicht unter der Haube ist, kriegt keinen mehr ab, sind die 20er Jahre heute noch eine Ausprobierphase. Ein fester Freund? Vielleicht. Aber nur, solange ich machen kann, was ich will. Kinder? Um Gottes willen. Dafür bin ich ja noch viel zu jung.

Immer mehr Frauen arbeiten erst mal eine ganze Weile im erlernten Beruf und genießen die Unabhängigkeit, die sie dadurch haben. Finanziell vom Mann abhängig sein? Nein danke. Vielleicht später, wenn Kinder da sind. Nur nicht zu früh heiraten, das Leben ist so schön.

Und immer mehr Frauen erklimmen eine Karriereleiter. Haben Spaß, sich im Beruf zu beweisen. Genießen es, sich mit Männern zu messen. Oft sind Frauen die besseren Chefs. Denn weibliche Eigenschaften sind gefragt, weiblicher Führungsstil angesagt. Zukunftsforscher sprechen sogar von einer »Feminisierung der Arbeit«.

Werden Frauen dann Mütter, fallen viele in ein Loch, das sie ganz schnell wieder verlassen wollen, ist doch das Mutterdasein so viel anders als das Leben ohne Kinder. Immer mehr junge Mütter drängt es nach wenigen Jahren zurück in den Beruf. War es früher Bestimmung, Mutter zu werden und zu bleiben, sind heute die meisten Frauen froh, wenn die Kinder so groß sind, dass sie ihren Müttern wieder mehr Freiraum für andere Lebensbereiche ermöglichen. Aufs Hausfrau- und Muttersein reduziert will heute keine Frau mehr sein.

Sind die Kinder groß, haben Frauen noch einen langen attraktiven Lebensabschnitt vor sich. Viele krempeln die Ärmel auf und starten noch mal neu durch. Manche gehen noch ein Risiko ein. Sie lernen Neues oder machen sich selbständig. Frauen ermöglichen sich im mittleren Alter die Träume, die sie immer im Kopf gehabt, aber nie gelebt haben. Selbst die, die monieren, die Frauenbewegung habe noch nicht genug erreicht, geben zu, dass es heute gut ist, eine Frau zu sein. Das war, solange Frauen gesellschaftlichen und religiösen Zwängen unterworfen waren, ganz anders. Es gab Zeiten, da wurden Frauen für kleine Abweichungen von der Norm als Hexen verbrannt. Dieses Jahrhundert ist ein gutes für Frauen. Wir können sicherlich noch mehr erreichen, die Voraussetzungen dafür sind – jedenfalls in den Industrienationen – vorhanden.

Es gibt viele Frauen, die verbinden mehrere Rollen miteinander. Zum Beispiel die verheiratete Karrierefrau mit Kindern. Und das scheint ausgesprochen bereichernd zu sein, denn im Gegensatz zu allen Unkenrufen beweisen wissenschaftliche Untersuchungen, dass sie glücklicher ist als ihre Geschlechtsgenossin, die der Kinder wegen auf den Beruf verzichtet, obwohl sie ihn gern weiter ausgeübt hätte.

Der Rollenvielfalt der Frauen hat der Mann nicht viel Vergleichbares entgegenzusetzen. Sein Weg hat sich verglichen mit früher nicht großartig verändert. Natürlich sind auch Männer individualistischer geworden. Aber sie sind, das wissen wir inzwischen aus der Hirnforschung, einfacher gestrickt, weniger vielschichtig, weniger belastungsfähig und weniger flexibel als die Frau.

Aus der männlichen und der weiblichen Entwicklung der letzten Jahrzehnte ergibt sich fast zwangsläufig, dass Frauen mit einem einzigen Mann nicht mehr gut bedient sind. Ein einziger Mann ist dieser Rollenvielfalt nicht gewachsen.

Janine (40), verheiratet, hat einen Dauerliebhaber

Ich habe seit zehn Jahren zwei Männer. Meinen Ehemann und meinen Geliebten. Mein Geliebter, Carlo, ist der Mann, der mich entjungfert hat. Ich habe ihn mein Leben lang heiß und innig geliebt, aber er war damals schon verheiratet und hat von Anfang an klipp und klar gesagt, er werde sich niemals trennen. Er ist bis heute mit seiner Frau verheiratet. Ich traf ihn vor zehn Jahren wieder, und das Feuer war sofort wieder da, wie eh und je.

Carlo war meine große Jugendliebe. Ich hatte auch nachdem wir uns getrennt hatten an ihn immer eine gute Erinnerung. Als Mann hat er für mich eine unheimliche Ausstrahlung. Er ist relativ bekannt in meinen Kreisen. Ich reite einen Friesen und bin in einer Friesenquadrille, die Showauftritte macht. Über die Showreiterei hatten wir uns damals auch kennen gelernt. In dieser Barockreitszene ist Carlo ein Crack. Er hat ein wunderbares Händchen für Pferde und ist ein gefragter Reitlehrer für die barocke Reitweise. Er hat selbst einen traumhaften andalusischen Hengst und züchtet Andalusier und Friesen. Er ist in tausend Gremien. Hinzu kommt, der Mann hat eine wahnsinnige Präsenz. Er hat Charme, er ist selbstbewusst, weiß, was er will, ist dabei aber auch einfühlsam, und er wirkt auf Frauen. Sein Vater ist Spanier, seine Mutter Holländerin, und er ist rein optisch eine gelungene Mischung mit seinem gelockten pechschwarzen, heute grau gesträhnten Haar. Schon damals liefen die ganzen jungen Mädchen hinter ihm her. Dieser Mann hat mein Leben lang auf mich gewirkt.

Als ich ihn nach zehn Jahren wiedergesehen habe, war ich verheiratet. Der alte Funke war auf den ersten Blick wieder da. Wir haben uns nur angesehen, und dieser Zauber war da.

Mein Ehemann war, was das rein Sexuelle angeht, nie besonders aktiv. Er hatte vom ersten Tag an nicht viel Trieb und Lust auf Sex. Bei meinem Mann ist es etwas anderes, was er mir gibt. Ich liebe an ihm die Beständigkeit, die Zuverlässigkeit. Er gibt mir Schutz und zeigt mir, dass er mich unheimlich lieb hat, bereit ist, alles für mich zu tun. Der ist wie ein Fels in der Brandung, der Halt in meinem Leben. Er gibt mir Zuversicht und Geborgenheit. Mein Mann hat sich sexuell zwar angestrengt, um mir einen Gefallen zu tun. Er hat mitgemacht, was ich mir wünschte, aber ohne eigenes Bedürfnis. Das ist ja nicht das, was man als Frau will. Leidenschaft sollte schon dabei sein, jedenfalls empfinde ich das so.

Es gab Phasen, da haben wir darüber gesprochen. Ich habe ihm gesagt, das sei mir zu wenig, was zwischen uns abliefe. Ich habe ihm gesagt, ich wüsste nicht, wie ich so leben sollte. Immerhin war ich erst Anfang 30. Ich habe ihm klipp und klar gesagt, dass ich einfach mehr sexuelle Bedürfnisse hätte. Da hatten wir eine richtige Beziehungskrise. Er hat sich dann zeitweilig Mühe gegeben, aber er fühlte sich wohl so unter Druck, dass es dann immer öfter nicht geklappt hat. Es wurde ein frustrierender Teufelskreis. Er strengte sich an, versagte und litt. Das tat mir dann wieder Leid. Diese Situation war natürlich der beste Nährboden dafür, dass es zwischen Carlo und mir erneut funken konnte.

Bei Carlo war die Situation ähnlich. Mit seiner Frau

schlief er ja schon damals höchst selten. Nach mir hatte er noch eine Affäre, aber das Mädchen, das er damals hatte, hat dann wohl geheiratet, und danach hatte er nie wieder eine Geliebte.

Als wir uns trafen, mussten wir uns nur ansehen. Es dauerte keine Viertelstunde, da sagte er mir, wo ich ihn erreichen könne. Das war samstags. Montags morgens habe ich ihn angerufen, und wir haben uns getroffen. Das lief rasant und beruhte voll auf Gegenseitigkeit. Von vornherein war klar, dass wir unsere Ehepartner nicht verlassen würden. Und da ich inzwischen auch verheiratet war, herrschte eine gewisse Parität.

In den ersten drei Jahren habe ich oft gelitten, weil ich so viel Gefühl investiert habe. Das ist bei Frauen ja so. Er war nicht nur der Mann fürs Bett. Ich habe mich auch wieder voll verliebt, mich nach ihm gesehnt und verzehrt. Er ging lockerer damit um, war auch nicht immer so ganz zuverlässig, was mich in emotionale Tiefen gestürzt hat. Bei ihm stand der Sex anfangs im Vordergrund, bei mir war es ganzheitlich. Ich habe den ganzen Menschen geliebt.

Wir konnten uns unheimlich gut unterhalten, weil ja Pferde und die Barockreiterei unser beider Welt ist. Wir hatten immer ein Gesprächsthema. Wir trafen uns zwei-, dreimal die Woche heimlich. Mir war das in der ersten Zeit zu wenig. Ich hatte den Wunsch, mich mit ihm auch mal in der Öffentlichkeit zu zeigen. Ich wollte stolz sein und zeigen können, seht mal, ich bin mit diesem Mann zusammen, er will mich, nur mich. Das ist ja auch so ein kleiner Triumph über die Ehefrau, dass man die Vorgezogene ist.

Doch wenn ich mehr Kontakt suchte, zog er die Bremse. Er war immer übervorsichtig. Ich habe etwa drei Jahre unheimlich darunter gelitten. Irgendwann habe ich begriffen, dass sich das nicht ändern wird. Ich habe an mir gearbeitet und mich etwas mehr gelöst. Ich habe mir gesagt, wenn er sich wirklich mit dir in der Öffentlichkeit zeigen würde, würde das auch deine Ehe zerstören. Und das wollte ich meinem Mann ja auch nicht antun. Im Laufe der Jahre hat sich das dann gedreht. Carlo ist heute über 60. Seine Tochter hat geheiratet und ist schwanger. Sie hat sich von Papi gelöst, und er wird Opa. Er hat im Laufe der Entwicklung mehr und mehr meine Nähe gesucht, aber da hatte ich mich von ihm schon innerlich freier gemacht. Heute ist es so, dass er den Kontakt zu mir mehr sucht, als ich zu ihm.

Was mich bei der Stange gehalten hat, war, dass er mich immer verstanden hat. Er hatte immer ein offenes Ohr für meine Gefühlswallungen und konnte sich in meine Probleme hineinversetzen. Das schafft natürlich eine unheimliche Nähe. Deshalb habe ich auch all die Jahre durchgehalten. Carlo war nie bereit, sein Leben zu ändern. Er kommt aus einer katholischen Familie, ist so ein richtiger südländischer Macho und die Frau, die seine Kinder geboren hat, ist irgendwie heilig. Die verlässt man nicht. Dafür hat auch sein Familienclan gesorgt. Seine Frau zu verlassen wäre für ihn zu einem entsetzlichen Spießrutenlauf geworden. Seine Frau zu betrügen dagegen wird von allen übersehen und totgeschwiegen. Zumal seine Frau ihm nach dem letzten Kind gesagt hatte, dass sie nie wieder mit ihm schlafen würde. Da werden beide Augen zugedrückt. Seine Frau ist so stockkatholisch, sie hat von ihm erwartet, dass er enthaltsam lebt. Andererseits hat sie mit Sicherheit gewusst, dass ihr Mann das niemals tun würde. Sie hat ihm auch hinterhergeschnüffelt, hat Szenen gemacht. Dann wurde er etwas vorsichtiger, und danach ging es weiter. Hinzu kam bei ihm die starke Bindung an seine älteste Tochter, die auch eine begnadete Reiterin ist und mit der er alles zusammen macht. Pferdebegutachtung, Pferdekauf, Pferdezucht.

Was er mir gab? Das Gefühl war einfach wundervoll, dass dieser Mann mich begehrte. Und zwar nicht nur im Bett, sondern auch als Gesprächspartnerin. Er hat sich oft und viel Rat von mir geholt. Er war eben nicht nur an meinem Körper interessiert, sondern auch an meiner Kompetenz. Während ich Carlo gegenüber so etwas wie eine Beraterin war, überlässt mein Mann mir alles und sagt, mach du mal.

Heute denke ich, die beiden unterschiedlichen Charaktere haben gemeinsam meine Bedürfnisse ganz gut abgedeckt. Ein Mann allein kann das nicht. Dafür sind Männer viel zu eindimensional. Ein schlechtes Gewissen hatte ich nie. Ich habe meinem Mann ja nichts genommen. Ich habe ihn durch unsere Diskretion nicht unnötig verletzt. Und Carlo hat auch seiner Frau nichts vorenthalten. So werde ich wohl mit beiden Männern alt. Das hat doch was.

Interview mit dem Hamburger Psychologen Michael Thiel

Warum schaffen Frauen sich heute regelrechte Männernetzwerke?

Ich denke, dass Frauen heutzutage sehr viel flexibler sind, sehr viel reflektierter. Sie nehmen ihre Bedürfnisse und Wünsche sehr viel bewusster wahr, als das früher der Fall war. Das ist sicher ein Verdienst der Emanzipation, dass Frauen sagen, ich habe bestimmte Bedürfnisse und die will ich auch befriedigt sehen. Grundvoraussetzung ist, dass man Bedürfnisse wahrnimmt und zulässt.

Und wie ist das bei Männern?

Männer haben immer noch Schwierigkeiten, ihre Bedürfnisse wahrzunehmen und zu artikulieren. Die wollen am liebsten eine bestimmte Rolle erfüllen. Von mir aus die traditionelle als Verdiener, Beschützer und Mann. Diese Rolle gibt Männern Sicherheit. Männer können nicht so facettenreich denken und wahrnehmen wie Frauen. Männer nehmen sich eher eindimensional wahr und werden dadurch den verschiedenen Bedürfnisse nicht gerecht. Frauen nehmen sich als Personen wahr, die eine Menge verschiedener Dinge unter einen Hut bringen. Dazu ist der Mann nicht in der Lage. Männer nehmen sich als das wahr, was sie tun. Wenn ich eine bestimmte Position habe, dann bin ich das auch. Frauen haben verschiedene Denkmuster. Männer weniger. Männer können einen Betrieb leiten, scheitern aber an der Kochwäsche. Männer glauben auch, dass sie für das Globale, Große da sind. Sie wollen sich nicht mit den Details beschäftigen.

Frauen beweisen immer mehr, dass wenn man etwas Großes tun will die Kleinigkeiten nicht ausgeklammert werden dürfen.

Ja. Frauen drängen immer mehr in Männerdomänen ein. Im Job und in allen anderen Bereichen. Sogar recht erfolgreich. Weil sie detailliert denken und flexibel sind. Unsere Gesellschaft braucht Menschen, die flexibel denken. Flexibilität ist das Stichwort in der modernen Gesellschaft. Wer sich eindimensional verhält, geht heute unter.

Ein Beispiel?

Nehmen wir mal ganz banal eine traditionelle Erziehung. Wenn ein Mädchen so großgezogen wird, dass es auch im Haushalt Aufgaben erfüllen kann, kochen, nähen, bügeln kann und lernt, wie man mit Kindern und Männern umgeht, dazu macht sie das Abitur, studiert und setzt sich durch, dann hat sie viele Fähigkeiten, die Männern fehlen.

Männer werden aber oft vom Kochtopf fern gehalten, oder sie meinen, der Haushalt sei unter ihrem Niveau.

Dabei wird übersehen, dass man im Haushalt viele Fertigkeiten erwirbt. Wenn eine Frau nähen kann, wird sie auch ihr visuelles Wahrnehmungsvermögen schulen. Sie lernt, flexibel räumlich zu denken. Ein Schnittmuster auf den Stoff zu übertragen bedarf einer gewissen Intelligenzleistung. Wer das früh trainiert hat, wird auch im Job mit abstrakten Dingen besser umgehen können. Die Frau ist offener als der Mann. Zu Recht sehen heute viele Männer ihre Felle davonschwimmen.

Frauen nehmen sich heute auch das Recht auf den Seitensprung.

Der Seitensprung wird immer so dramatisch abgehandelt. Als Psychologen wissen wir, dass so eine Seitenbeziehung oder Nebenbeziehung stabilisierend für die Hauptbeziehung sein kann, wenn bestimmte Bedürfnisse beim Hauptpartner befriedigt werden. Frauen können ihre Liebe durchaus auf mehrere Männer verteilen. Hätte der Hauptpartner diese Facetten, die der Nebenpartner zusätzlich bietet, würden sie sich sicher mit dem Hauptmann begnügen.

Die Zeiten, als Frauen alles mit einer Freundin unternahmen, sind vorbei.

Frauen nehmen sich heute das Recht heraus, ihre psychischen und physischen Bedürfnisse zu befriedigen. Wenn der Partner nicht das geringste Interesse an Kultur oder an Ausstellungen hat, dann wird sie jemanden finden, der dieses Interesse mit ihr teilt. Es gibt viele Bereiche, die sind einfach prickelnder mit einem Mann besetzt als mit der besten Freundin. Das ist qualitativ etwas anderes. Früher nahmen Frauen die Freundin als Ersatz mit, statt Mann. Heute sucht sie sich den passenden Mann. Nehmen Sie das Theater. Es ist etwas anderes, ob ich abends mit einem Mann ins Theater gehe und hinterher zum Essen oder mit der Freundin. Beides kann nett sein, aber mit einem Freund oder Liebhaber hat es eine ganz andere Qualität. Ich meine, dass Frauen endlich begriffen haben, dass sie ein Recht auf Glücklichsein haben.

Es gab Zeiten, da wurde Leiden kultiviert.

In früheren Generationen gab es so etwas wie eine Schönheit des Leidens. Wer den Krieg und den Wiederaufbau aktiv miterlebt hat, der fand sich aufgewertet im Leiden. Das war die Trümmerfrauenmentalität. Heute haben wir die Fun- und Spaßgesellschaft. Frauen sehen überhaupt nicht ein, warum sie daran nicht genauso teilhaben sollten wie Männer. Wenn man beispielsweise in einer Familie lebt, muss ausgehandelt werden, wer von beiden abends die Kinder übernimmt. Die Zeiten, wo die Frau stillschweigend das Haus hütete und der Mann ins Wirtshaus oder den Club ging, sind Gott sei Dank vorbei. Und heute hört man von Männern oft: Ich kann heute nicht. Ich muss auf die Kinder aufpassen. Solche Männer wären früher Weicheier gewesen, die unterm Pantoffel der Frauen stehen.

Frauen haben eine andere Vorstellung, was sie von einem Mann erwarten.

Jeder hat ein so genanntes inneres Arbeitsmodell vom anderen Geschlecht. Inneres Arbeitsmodell heißt aus psychologischer Sicht, ich nehme die Welt mit bestimmten Modellen wahr, um flexibel zu sein. Das bedeutet, dass Männer ein bestimmtes inneres Arbeitsmodell von Frauen haben. Und genauso haben Frauen innere Arbeitsmodelle von Männern. Was die Arbeitsmodelle der Männer von Frauen angeht, sind diese eher eindimensional. Männer wollen zwar gerne auch die Frau, die nicht nur Kinder und Haushalt wuppt, sondern gleichzeitig noch attraktive Geliebte und Berufstätige ist. Männer wollen dies aber am liebsten in einer einzigen Person haben. Frauen nehmen Männer dagegen vielschichtiger wahr. Die haben unterschiedliche Arbeitsmodelle von Männern. Den guten Liebhaber, aber auch den, der unterhaltsam, witzig, tiefsinnig, sensibel sein kann. Und da tun sich Männer sehr schwer, diese Facetten in einer Person zu zeigen. Da brauchen Frauen mehr als einen Mann.

Gerade in der zweiten Lebenshälfte sind Frauen nicht mehr so pflegeleicht und was Männer angeht sehr wählerisch.

Frauen haben sich oft in einer Therapie besser kennen gelernt, haben ihre Bedürfnisse erkannt. Gerade wenn sie in der ersten Lebenshälfte fremdbestimmt funktioniert haben, nehmen sie sich in der Lebensmitte, was sie brauchen. Ohne Rücksicht auf den Mann oder die finanziell zur Verfügung stehenden Mittel. Ich habe gerade eine Klientin, die sagt, es ist mir völlig wurscht, wo das Geld herkommt, es geht uns im Moment nicht rosig, aber ich leiste mir regelmäßig die Kosmetikerin, ich gehe einmal die

Woche zum Golfen, und einmal die Woche mache ich Gruppentherapie. Es ist mir auch egal, was mein Mann dazu sagt. Die Frau ist Mitte 40. Und die wird da, wo sie ihre Freizeit verbringt, auch andere Männer kennen lernen. Sie wird auch keine Schwierigkeiten haben, Beziehungen mit anderen Männern einzugehen.

Das ist auch ein gesunder Pragmatismus, wenn man sagt: Okay, ich bekomme nicht alles in einer Person, dann nehme ich mir halt von verschiedenen Männern das, was ich bekommen kann.

Ich erlebe es in meiner Praxis häufig, dass Frauen sehr lange an Männern arbeiten. Dass sie sehr viel probieren, reden, Kompromisse machen, sich vertrösten lassen und dieses und jenes versuchen. Männer dagegen starten oft Beruhigungsgespräche, an deren Ende sie Versprechungen machen, die sie nicht einhalten. Das lassen sich Frauen heute auf Dauer nicht mehr gefallen. Wenn Männer nicht vielschichtig sein wollen, dann eben nicht, dann müssen sie einsehen, dass sie so einzigartig nicht sind. Und da Frauen heute wissen, wen sie wollen, können sie ihr eigenes Leben führen. Sie sind existenziell nicht mehr vom Mann abhängig. Sie sind in allen Lebensbereichen viel unabhängiger. Und wenn der Mann sagt, ich kann und will mich nicht ändern, dann wird er oft verlassen.

Was bedeutet Individualisierung für die Partnerschaft?

Das bedeutet, dass zwei voneinander unabhängige Menschen sich freiwillig und ohne Zwang zusammentun und versuchen, Zweisamkeit zu leben. Das bedeutet eine Menge Beziehungsarbeit. Das bedeutet immer wieder verhandeln. Das bedeutet auch, dass man immer wieder um den anderen kämpfen muss. Dass man um ihn werben muss, sich für den anderen attraktiv machen muss. Denn man kann sich heute des Partners nicht wie früher auf immer und ewig sicher sein. Männern fällt es traditionell in der Werbephase leicht, um die Frau zu buhlen. In dem Moment, wo die Ehe in die Jahre kommt, fällt ihnen das Arbeiten an der Partnerschaft aber immer schwerer. Für Männer ist die aktive Phase des Bemühens um die Frau zu Ende, wenn sie sie haben. Dass die Arbeit dann erst losgeht, wollen sie nicht begreifen. Es gibt diese Witze, die Frau fragt den Mann nach zehn Jahren, sag mal, liebst du mich überhaupt noch? Und der Mann antwortet: Na klar, sonst wäre ich doch nicht mit dir zusammen.

Ist denn das Ideal des einen einzigen Partners heute noch realistisch?

Es gibt zur Zweierkiste keine Alternative. Aber die Kontakte, die heute nebenher gepflegt werden, sind unverzichtbar. Ich glaube, dass Partnerschaften sich nicht nach außen abschließen sollten. Das macht sie anfällig. Manche glucken zusammen wie Häschen in der Grube, sie sind weder durchlässig noch flexibel, und das ist tödlich. Wenn man eine Partnerschaft eingeht, ist es in der heutigen Zeit extrem wichtig, dass man Freiheitsräume absteckt. Was da ausgehalten werden muss, geht häufig sehr weit. Beispielsweise die Frau sagt, ich fahre mit meinem besten Freund für zwei Wochen nach New York. Das muss heute okay sein, falls der Partner nicht mit kann oder will. Früher wäre das undenkbar gewesen, die Ehefrau mit ihrem Freund allein verreisen zu lassen. Heute muss das in einer Partnerschaft möglich sein.

Also gehören Freunde und Freundinnen zu einer modernen Partnerschaft dazu.

Unbedingt. Der Tod jeder Beziehung ist, wenn man sich abkapselt und nach außen hin abschottet, nicht mehr offen ist. Dass man sagt – und ich erlebe es tatsächlich immer noch –, wenn du mich liebst, willst du alles nur mit mir machen. Oder: Wenn du am Wochenende etwas allein machen willst, liebst du mich nicht mehr. Solche Einstellungen sollten der Vergangenheit angehören, denn damit ist moderne Partnerschaft in der heutigen Zeit nicht mehr lebbar. Zu modernen Partnerschaften gehört das engere und weitere Netz aus männlichen und weiblichen Freunden. Bei jungen Leuten sieht man das manchmal, die »gehen« zwar mit einem, besuchen aber mit einem anderen am Wochenende eine Disko. Junge Leute nehmen sich die Freiheiten schon viel öfter, die gehen selbstverständlicher und mit weniger exklusiven Besitzansprüchen an eine Partnerschaft heran.

Im Beruf haben sich Männer- und Frauenwelt auch gemischt. Da treffen Frauen zwangsläufig auf Männer.

Wenn man sich die Anforderungen im Beruf ansieht, wo eventuell beide Partner irgendwelche Reisen machen, flexibel sein müssen, unter Umständen sieht man sich Tage oder Wochen nicht. Wenn der andere jedes Mal eifersüchtig wird, wenn der Partner zwei Wochen in London oder Miami sein muss, würde eine moderne Zweierkiste nicht laufen können. Es muss das Vertrauen da sein, dass wenn einer lange Zeit weg ist, der andere mit seinen männlichen und weiblichen Freunden seine Freizeit verbringt. Eine Beziehung heute läuft nur mit sehr viel Loslassen, mit sehr viel Freiraum geben und nehmen. Man bekommt ja heute auch berufliche Abendeinladungen ohne Partner. Das muss man zugestehen, ohne vor Eifersucht zu platzen. Man kann heute nicht mehr ständig im Doppelpack denken, das funktioniert nicht mehr.

Man muss heute insgesamt ganz anders denken, was Partnerschaft angeht.

Ja, und zwar unbedingt ohne diese Sucht nach Kontrolle. Das funktioniert nicht mehr. Damit macht man seine Partnerschaft kaputt. Partnerschaft funktioniert nur noch mit Freiraum und Vertrauen in den Partner. Die Sucht nach Kontrolle aus der Angst heraus, der andere könnte fremdgehen, ist nicht mehr zeitgemäß, kommt aber leider sehr häufig vor. In dieser Hinsicht müssen wir reifer und erwachsener werden. Heute ist eine ganz andere Beziehungsreife gefordert als in früheren Zeiten, wo die Rollen klar verteilt waren. Allerdings muss man sagen, die meisten sind noch nicht soweit.

Man muss sich damit abfinden, dass man heute nicht mehr ständig zusammen sein kann.

Wie Kinder im Herzen das Bild ihrer Bezugsperson haben müssen, so müssen wir heute auch unsere Partner im Herzen haben und wissen, wir gehören zusammen. Das kann sich nach außen aber nicht mehr dadurch manifestieren, dass man physisch ständig zusammen ist. Die ganzen Probleme, die wir heute im Bereich der Sexualität haben, liegen auch daran, dass Paare sich abkapseln. So kann keine sexuelle Spannung aufkommen. Wenn Sie sich jeden Tag sehen, ständig aufeinander hocken, von außen kein neuer Input für die Beziehung kommt, dann wird es irgendwann langweilig. Woher soll da der Wunsch nach Aufregung im Bett kommen, nach Reiz und Lust? Das geht nicht, wenn Sie jemanden sowieso immer um sich herum haben. Durch dieses Unflexibelsein tötet man die Lust.

Brauchen wir die Großfamilie mit Wahlverwandtschaft?

Ich glaube, dass wir heute eine Hauptbindungsperson brauchen, daneben ganz viele andere anregende Beziehungen zu anderen Menschen. Diesen Reichtum, den wir durch andere mitbekommen, das neue Wissen und die neuen Erfahrungen bringen wir wieder zurück zum Partner, und die Partnerschaft gestaltet sich damit lebendig und bunt. Das ist die Zweierkiste, die in Zukunft Bestand haben wird.

Das hört sich sehr erstrebenswert an, verlangt aber eine große persönliche Reife.

Es verlangt Vertrauen. Es verlangt auch, den anderen glücklich machen zu wollen auch durch Beziehungen zu anderen Menschen oder seine Hobbys. Man muss fragen, was macht dich glücklich? Und wenn der Partner das in unserer Beziehung nicht bekommt, kann er sich das auch woanders holen. Es erfordert, Bereiche abzugrenzen, die nur in die Partnerschaft gehören. Das sollte idealerweise die Sexualität sein. Und hier gilt, je mehr man in der Lage ist, seinen Partner loszulassen, umso sicherer kann man seiner sein. Oder, umso stärker man sich voneinander entfernen kann, umso stärker fühlt man auch die Sehnsucht wieder. Wir leben in einer Gesellschaft, in der wir langfristig immer mehr Freizeit zur Verfügung haben, wo wir immer früher in Rente gehen werden, und es ist so wichtig, verschiedene Interessen zu pflegen, um die Hauptbeziehung nicht zu überlasten. Wenn ich sage, nur du bist der eine, der das alles sein und tun muss, ist der andere heillos überfordert.

Wir wissen, wer in der Partnerschaft die Haltung hat, du bist der Einzige, der mich wirklich glücklich machen kann, überfordert den anderen.

Wenn man vom Partner einfordert, er soll sich so verhalten, dass man glücklich ist, geht das schief. Das bedeutet, in dem Moment, wo ich nicht glücklich bin, hat mein Partner die Schuld.

Sabrina (48), hat einen Lebensabschnittspartner und einen Liebhaber

Mit 38 Jahren hatte ich meinen ersten Orgasmus. Durch Selbstbefriedigung. Keiner kann ermessen, was mir das bedeutet hat. Bis dahin habe ich an meinem Frausein gezweifelt. Ich hatte Depressionen, weil ich diesen Bereich nicht erfüllend ausleben konnte, obwohl ich mich so sehr danach gesehnt hatte. Ich habe es unter der Dusche, mit einem Massagestab und manuell versucht. Irgendwann bekam ich es hin. Aber meine tiefe Sehnsucht war, einen Orgasmus mit einem Mann zu erleben.

Seit fünf Jahren habe ich meinen Freund Thomas. Ich liebe ihn über alles. Er hat nur ein Handicap. Er macht sich nicht annähernd so viel aus Sex wie ich. Er sagt immer, ihm seien geistige Orgasmen wichtiger als dieses ganze Körperliche. Jahrelang habe ich versucht, ihm Lust zu machen, ihn anzumachen, und es war oft ein vernichtendes Gefühl, mit meinen Bedürfnissen abgewiesen zu werden. Wenn er kann, reicht ihm diese schnelle Hausmannskost. Dabei bekomme ich keinen Orgasmus. Wenn ich ihm erkläre, wie das bei mir funktioniert, kommt er mir genervt vor. Es ist ein Bereich ständiger Frustration. Für uns beide. Wir haben dauernd darüber gestritten.

Vor einigen Monaten war ich wieder einmal verzweifelt. Ausgerechnet, wo ich meine Sexualität entdecke und anfange, sie auszuleben, passiert mir so was. Von Thomas lösen kann ich mich aber auch nicht. Weil mein Herz so sehr an ihm hängt. Ich entdeckte also in einem Szeneblatt eine Annonce, in der jemand eine Partnerin rein fürs Bett suchte. Spontan habe ich mich gemeldet. Und es war die Entdeckung meines Lebens. Ich habe einen fantasievollen, zärtlichen, einfühlsamen Mann kennen gelernt, der liebevoll mit mir umgeht, der mich achtet und schätzt und der mir Lust macht, wie noch niemand in meinem Leben. Seit einigen Monaten haben wir eine reine Bettbeziehung. Es ist wundervoll. Dieser Mann hat genau wie ich Spaß am Sex. Wir experimentieren. Er besorgt Utensilien aus dem Sexshop, und er hat die Gabe, mich richtig heiß zu machen. Er hatte auch sofort raus, wie ich zum Orgasmus komme. Bei ihm geht das ruckzuck, so dass ich ihn manchmal bitte, es hinauszuzögern. Der Mann hat einen ästhetischen Körper, er riecht gut, und er macht mir viel Freude. Manchmal fasse ich es nicht. Ich hätte nie geglaubt, dass man in meinem Alter noch so scharf sein kann.

Ich kann das Sexuelle von meiner Liebe zu Thomas trennen. Es macht mich zwar traurig, dass er diesen Teil von mir nicht will. Er kennt ihn nicht einmal. Er weiß nicht, dass ich eine richtig geile, lustvolle Frau sein kann. Aber das tut meiner Liebe zu ihm keinen Abbruch. In meinen Partner fürs Bett bin ich weder verliebt, noch liebe ich ihn. Vielleicht klappt es deshalb so gut. Vielleicht fühle ich mich deshalb bei ihm völlig frei. Ich habe ja nichts zu verlieren. Auf keinen Fall möchte ich darauf verzichten, diesen endlich zum Leben erweckten Teil von mir auszuleben. Und so habe ich ein stillschweigendes Arrangement getroffen. Manchmal leide ich, weil es so schön wäre, dies mit Thomas zu erleben. Dann wieder denke ich, alles andere stimmt bei uns, und man kann nicht alles in einer Person haben.

Seit ich meine sexuelle Begierde woanders befriedige, ist meine Beziehung zu Thomas wieder entspannter. Auch Thomas wirkt nicht mehr so unter Stress. Früher habe ich ständig Forderungen an ihn gestellt. Jetzt bin ich gelassen. Ich bin froh, dass ich mich über konventionelle Schranken hinweggesetzt und mich in so ein Abenteuer gestürzt habe. Es ist eine große Bereicherung für mich, mich so erleben zu können. Thomas nehme ich ja nichts weg.

Die alte Geschichte: Männer und ihre Geliebten

Das Klischee vom Fremdgehen sieht so aus, dass der Mann es ist, der sich – ist die Ehefrau in die Jahre gekommen – eine jüngere Geliebte nimmt. Das war und ist gesellschaftlich geduldet und wurde als normal empfunden. Es galt als Recht des Mannes, und manche Ehefrau schluckte die bittere Pille tapfer, ohne sich zu beklagen, war sie doch materiell von ihrem Ehemann abhängig. Der Geliebten ging es nicht besser. Sie ließ sich darauf ein, den Mann nur heimlich und zeitlich begrenzt zu sehen. Das Wochenende, die Feiertage und die Schulferien verbrachte sie einsam, weil der Geliebte dann den Familienvater spielte.

Selbst heute gelingt es nur etwa zehn Prozent der weiblichen Geliebten, die Ehefrau zu entthronen. Früher lag der Prozentsatz noch niedriger. Lange Zeit ging man davon aus, dass das Fremdgehen des Mannes rein sexuelle Gründe hatte. Der Mann galt als triebhafter als die Frau, und ihm wurde zugestanden, dass er seine sexuellen Bedürfnisse mit einer reizvollen Geliebten befriedigte.

Inzwischen weiß man detaillierter Bescheid über das, was Männer treibt fremdzugehen. Männer tun die gleichen Dinge wie Frauen aus ganz anderen Beweggründen. Suchen Frauen bei einem Liebhaber Nähe, Wärme, Selbstbestätigung und Verständnis, so gehen Männer häufig fremd, um ihre Ehe zu retten. Was so paradox erscheint, tun sie, weil sie ein anderes Denkschema haben: Sie wollen ihre Frauen nicht verlassen, aber auch auf nichts verzichten, was ihnen wichtig ist. Also tun sie es heimlich.

Männer haben viel mehr Schuldgefühle beim Fremdgehen als Frauen. Vielleicht stellen sie sich oft so schusselig an, weil sie die unbewusste Sehnsucht haben, erwischt zu werden, damit endlich die Eheprobleme auf den Tisch kommen. Denn in Wirklichkeit wollen sie ihre Partnerschaft gar nicht beenden. Der Seitensprung ist dann so etwas wie ein Hilferuf. Statt Beziehungsprobleme direkt anzugehen – wie Frauen es tun –, neigen Männer immer noch dazu, die Situationen zu schaffen, in denen die Frau die Initiative ergreift.

Die Belastungen, die eine ernsthafte Beziehung zu tragen hat, untergraben oft die Leidenschaft. Bei den einen früher, bei den anderen später. Dennoch sehnen sich untreue Männer nach mehr als einem sexuellen Abenteuer. Auch sie suchen die emotionale Befriedigung, die sie bei ihrer Frau nicht mehr finden. Beide gehen fremd, weil das gemeinsame Geschlechtsleben glanzlos geworden ist.

Auch Männer wollen Bestätigung. Aber nicht, wie die Frau, wegen ihres guten Aussehens, sondern wegen ihrer tollen Leistungen. Da Männer sich gegenseitig Konkurrenz machen, statt sich gegenseitig zu bestätigen, wie Frauen das tun, müssen sie sich dafür an das andere Geschlecht wenden. Die Bewunderung einer Frau trägt eine Menge zum Selbstbewusstsein und Selbstwertgefühl eines Mannes bei. Und hier tauchen heute die Probleme auf.

Je eigenständiger die Frau geworden ist, umso weniger ist sie bereit, den Mann zu bewundern. Sie durchschaut ihn und seine Manöver. Was sie sieht, geht ihr nicht selten auf die Nerven, handelt es sich doch oft um reine Schaumschlägerei. Sie will nicht mehr in seinem Schatten stehen, zu ihm aufblicken, ihn super finden. Auch im Bett sagen Frauen heute deutlicher, was sie gut finden. Es fällt schwer, bei einem Ehemann, dessen Dünnbrettbohrerei man durchblickt, wirkliche Lust zu entwickeln. Lust wird nicht gespeist von Realität, sondern von Fantasien und Träumen.

Eine Frau, die ihren Mann ständig zurückweist, untergräbt damit natürlich seine Leistungen als Liebhaber. So entsteht eine unglückselige Spirale. Sie drückt durch Verweigerung ihre Ablehnung und Missachtung aus, er fühlt sich verschmäht und ausgeschlossen, wird unleidlicher, was sie dann noch stärker entfernt. In solchen Zeiten wenden sich Ehemänner anderen Frauen zu und Ehefrauen anderen Männern.

Um zu verstehen, warum Männer so sind, wie sie sind, ist es sinnvoll, sich die Geschichte und Entwicklung der Männerherrschaft einmal vor Augen zu halten. Noch vor hundert Jahren waren Frauen völlig vom Wohlwollen ihres Ehemannes abhängig. Die meisten hätten gar nicht gewagt, sich gegen sein Fremdgehen aufzulehnen, geschweige denn, selbst fremdzugehen. Zwei mögliche Szenarien:

– Clara sitzt sonntags abends mit ihrem Ehemann im Wohnzimmer und stickt an einer Tischdecke. Die Kinder sind im Bett. Ihr Ehemann ist in seine Zeitung vertieft. »Darf ich dich etwas fragen?« Clara hat einen unterwürfig-höflichen Ton. Sie weiß, dass ihr Gatte es hasst, beim Zeitungslesen gestört zu werden. Aber es ist wichtig. Clara möchte wissen, ob sie für drei Tage mit den Kindern zu ihrer Freundin fahren darf, die eine Fehlgeburt hatte und Hilfe braucht. Ihr Mann, der ihre Freundin nicht mag und Clara schon des Öfteren den Umgang mit ihr verboten hat, antwortet nicht. Seinem unwilligen Grunzen entnimmt Clara, dass er nicht unterbrochen werden möchte. Sie schweigt entmutigt und hofft inbrünstig, ihn in einem guten Augenblick zu erwischen, so dass er ihr doch noch seine Erlaubnis gibt.

– Clara sitzt sonntags abends mit ihrem Lebensabschnittspartner in der Arbeitsecke ihres Lofts vor ihrem Laptop. Die Kinder toben herum. Clara sagt zu ihrem Lebensgefährten: »Bring bitte die Kinder ins Bett, ich muss meinen Text heute noch fertig schreiben. Ach übrigens, ehe ich es vergesse. Ich muss übermorgen nach London fliegen. Organisiere das mit den Kindern.« Ihr Lebensgefährte stöhnt. »Übermorgen schon? Dann muss ich meine Verabredung mit Klaus absagen.« Clara antwortet: »Ich hänge noch zwei Tage dran, um Gabi zu besuchen.« – »Wenn es sein muss.« Ihr Lebensgefährte geht zu den Kindern. Als er wiederkommt, fragt er: »Kann ich dann am Wochenende mit Klaus segeln gehen? Oder hast du da auch Termine?« – »Da kommt Louisa mit ihrer Tochter. Wir wollen in den Zoo. Du kannst ja dann bei Klaus schlafen, oder?«

Zwischen diesen beiden Szenarien liegen etwa hundert Jahre. Die Clara von damals hätte sich nicht träumen lassen, dass sie es hundert Jahre später nicht mehr nötig hat, den Gatten für irgendetwas um Erlaubnis zu bitten. Dass sie ihr Leben und ihre Termine selbst bestimmt.

Die moderne Clara hat gar nicht kennen gelernt, dass eine Frau einen Mann für etwas um Erlaubnis bitten muss. Schon ihre Mutter war berufstätig, führte ein selbstbestimmtes Leben und hat sich von ihrem Vater getrennt, als der in den Wechseljahren mit einer Jüngeren anbändelte. Seitdem hat ihre Mutter zwei Verehrer, zwischen denen sie sich nicht entscheiden kann, und manchmal sagt sie: »Ich glaube, ich will keinen Mann mehr im Haus. Männer sind so anstrengend.«

Das Verhältnis von Frauen und Männern war jahrtausendelang – bis auf ganz wenige Ausnahmen – ein unfreies. Solange die Rollen fest aufgeteilt waren, waren Frauen von Männern abhängig. Sie hatten sich männlichen Verhaltensweisen und Entscheidungen zu fügen.

Sie hatten sich nicht zu widersetzen und nicht zu widersprechen, keine Ansprüche zu stellen. Noch in der Generation unserer Großeltern wagten Frauen es oft nicht einmal, ein Gespräch einzufordern. Männer sprachen mit Männern, vor allem, wenn es um existenzielle Dinge ging. Gesprächspartner für Frauen waren andere Frauen, Verwandte und Freundinnen.

Eine Frau war schon mit einem Mann zufrieden, der sie nicht schlug, nicht trank, einer ordentlichen Arbeit nachging und die Familie versorgte.

Die Rolle der Hausfrau und Mutter war eine dienende.

Die Frau war die Umsorgende, sich Aufopfernde. Der Leidensdruck der Frauen muss riesig gewesen sein. Nur die Fassade nach außen musste stimmen. Was los war, ging nicht nur keinen etwas an, sondern wurde auch geflissentlich unter den Teppich gekehrt. Die eigene Ehefrau hatte untadelig und bieder zu sein. Jede, die sich ein bisschen aus dem Einheitsgrau herauswagte, verlor ihren guten Ruf. Frauen hatten sich um des gesellschaftlichen Ansehens willen in engen Grenzen zu bewegen und wurden häufig als Eigentum des Mannes betrachtet.

Nur wenn Krisen- und Kriegszeiten es erforderlich machten, wurden sie zu aushäusiger Arbeit herangezogen. Sie verschwanden aber gleich nachdem die Notlage vorbei war wieder hinter dem Kochtopf. Vielen ist die Zeit nach dem Zweiten Weltkrieg noch gut in Erinnerung. Erst waren Frauen als »Trümmerfrauen« gut. Als die Wirtschaft florierte, hieß es aber, »Meine Frau hat es nicht nötig zu arbeiten«. Kaum eine wurde gefragt, ob sie das wollte oder nicht.

Noch vor hundert Jahren galt die Frau nicht als selbständig handelndes Wesen. Der Leipziger Nervenarzt Paul Julius Möbius schrieb im Jahre 1900 sein Buch »Über den physiologischen Schwachsinn des Weibes«. Ein allgemein anerkanntes und gefragtes Werk, in dem man nachlesen konnte, dass sein Instinkt das Weib tierähnlich, unselbständig, sicher und heiter mache und es unfähig sei, Gutes von Bösem zu unterscheiden. Lernen sei nicht Sache der Frau, es sei ihr widerwärtig. Nach Ehe und einigen Wochenbetten versimple die Frau vollständig.

Benimmetikette schrieb vor, dass eine Dame nicht wütend werden durfte. Sie durfte nicht über ihren Mann spotten oder über ihn lachen. Das 1900 in Kraft getretene Bürgerliche Gesetzbuch (BGB) legalisierte den Mann als Vormund seiner Ehefrau. Die Frau durfte nicht wählen, sie durfte keine Verträge selbständig unterschreiben, sie durfte sich nicht politisch betätigen, und eigenes Geld verdienen durfte sie nur mit Erlaubnis. Der Zugang zu den Universitäten war ihr verwehrt. Stattdessen hatte sie ein Kind nach dem anderen zu gebären. Die Frau galt als unmündig.

Das Verhältnis von Frau zum Mann war somit klar definiert. Der Mann war uneingeschränkter Herrscher und Patriarch. Wenn die Frau Glück hatte, bekam sie einen liberalen, nachsichtigen, wohlwollenden Mann, der ihre Menschenrechte achtete. Wenn sie Pech hatte, stand sie unter der Knute eines charakterlich labilen, aggressiven oder brutalen Mannes. Egal, welche Charaktereigenschaften oder charakterlichen Mängel der Mann hatte, er war Respektsperson für die Frau.

Am Anfang des 20. Jahrhunderts fingen Frauen an, sich zu organisieren. Die ersten Themen, die in Frauenvereinen debattiert wurden, waren Abtreibung, Bildung, Berufstätigkeit und Wahlrecht. Dass Frauen sich trafen, um für ihre Rechte zu kämpfen, fanden Männer schändlich und kränkend, und sie forderten, diesen unangemessenen Auswüchsen der »Mannweiber« schnell und entschieden ein Ende zu setzen.

Es waren nicht nur bürgerliche Frauen, die sich gegen die Männergesellschaft stark machten, denn es ging nicht nur um materielle Not, sondern auch um Macht und Unterwerfung. Es ging um gleiche Rechte. Kleine Erfolge stellten sich langsam ein. So wurde 1908 das Recht auf Fernstudium durchgesetzt und im gleichen Jahr auch das Preußische Versammlungsrecht liberalisiert, das »Frauenspersonen, Schülern und Lehrlingen« jede erkennbare Betätigung in der Politik verboten hatte.

Neben der bürgerlichen Frauenbewegung existierte eine proletarische, und beide Richtungen kämpften nicht immer mit-, sondern auch gegeneinander. Vielen bürgerlichen Frauen ging es aber auch um die Ausbeutung und das soziale Elend, um die furchtbaren Lebensverhältnisse der proletarischen Frauen, die nicht selten zwölf Kinder hintereinander zur Welt bringen mussten. Schon damals ging es um das Recht auf Verhütung, um den »Streik der Bäuche«. Dass Frauen für ihre Rechte auf die Straße gingen, war Männern ein Dorn im Auge, ja sie fanden es skandalös und dem Wesen der Frau widersprechend, doch sie konnten nichts gegen den Fortschritt tun.

Seit 1918 gibt es das Frauenwahlrecht. Gegen Ende des Ersten Weltkrieges kam man nicht umhin, den Frauen dieses Recht zu verleihen, denn sie hatten im Krieg »wertvolle« Arbeit geleistet. Ohne den Einsatz der Frauen in der Rüstungsindustrie, ohne ihr Schuften in Munitionsfabriken und im Maschinenbau hätte der Krieg nicht geführt werden können. Das Wahlrecht veränderte die Stellung der Frau in der Gesellschaft und war ein wesentlicher Schritt zur Gleichberechtigung. Damals ging es Frauen darum, Männer zu überzeugen, dass Frauen es wert sind, Rechte zu erhalten. Frauen mussten Männer überzeugen, dass sie gescheit, klug, intelligent, intellektuell und dem Mann in vielen anderen

Bereichen ebenbürtig sind. Denn in den Köpfen der Männer hatte die Frau das schöne Geschlecht zu sein, stolz, einem Helden anzugehören oder einen Helden zu gebären. Sie fürchteten eine »Verhässlichung« und »Verlangweiligung« der Frau. Sie fürchteten um ihre Stellung.

In den goldenen 20er Jahren schließlich wurde noch mehr möglich. In vielen Bereichen gab es die ersten Pionierinnen: die erste Hochschulprofessorin, die erste Botschafterin, die erste Verlagsleiterin. Und auch die erste Klinik für Geburtenkontrolle. Frauen wurden berufstätig. Bereits 1925 arbeiteten 11,6 Millionen Frauen in Büros, in der Landwirtschaft, in der Industrie. Es gab die emanzipierten Wesen der Charleston-Jahre mit Bubikopf, Zigarettenspitze, kurzem Kleidchen und Stöckelschuhen, die in Tanzlokale gingen, sich »unmoralische« Kinofilme ansahen und Alkohol tranken. Das hieß nicht, dass es in den Beziehungen zwischen Mann und Frau sehr viel besser lief. An der persönlichen Front musste noch viel Arbeit geleistet werden.

Auch im Film wurden bald andere Frauenrollen gezeigt. Nicht mehr die der sittsamen und gefügigen Weibchen, die den Mund zu halten hatten. Die Frauen im Film, denen die Perlen- und Paillettenroben so eng auf den Leib genäht waren, dass sie darin nicht sitzen konnten, durften sexy und frech werden, aufmüpfig und wild. Erst mal nur im Film.

Während der Zeit des Nationalsozialismus wurde die Frauenbewegung zerschlagen und mundtot gemacht. Unter Weiblichkeit verstand man wieder Fügsamkeit. Die heilige Pflicht war, dem Führer ein Kind zu gebären. Frauen, die sich dem nicht widerspruchslos unterordneten, die sogar im Widerstand engagiert waren, kamen in Konzentrationslager.

Erst in den 70er Jahren des letzten Jahrhunderts begannen die echten Fortschritte. Endlich konnte sich die Frauenbewegung ungehindert entfalten. 1962 war die Pille auf den Markt gekommen, die Studentenbewegung verkündete einen Aufbruch zu neuen Ufern, Frauen marschierten Seite an Seite mit Männern auf Demonstrationen, nahmen an Happenings und Sit-ins teil, die sexuelle Revolution war dank Oswalt Kolle über die Bühne gegangen.

Inhaltlich ging es um alles. Um die Selbstbestimmung über den eigenen Körper, um die Herrschaft im Staatsapparat, um gleichen Lohn für gleiche Arbeit und gegen Sexismus. Die Frauenbewegung war nicht mehr gespalten. »Ich habe abgetrieben« war die erste weit beachtete Aktion kämpferischer Frauen. Plötzlich entstanden Frauengruppen, Frauensprache, Frauenforschung, Frauenkneipen, Frauenläden, Frauenhäuser. Es wurden Frauenromane verfasst. Das Feindbild hieß Mann, und Frauen kapselten sich in der ersten Zeit völlig ab. Auf zahlreichen Veranstaltungen gab es Männerverbote. Zu sehr war es Männern noch in Fleisch und Blut, Frauen zu gängeln, ihre Forderungen zu zerreden, das Wort an sich zu reißen und sie zu verwirren.

Die Frauenbewegung wurde lange Zeit von männlichen Vorurteilen verfolgt. Aber nicht wirklich behindert. Waren frauenbewegte Frauen in der Hochzeit des Feminismus immer noch Bezeichnungen wie »Mannweib« oder dem abfällig gemeinten »Emanze« ausgesetzt, so gehören Emanzipation, Selbstverwirklichung, gleiche Rechte und Berufstätigkeit sogar von Müttern heute selbstverständlich zum Leben dazu.

Das persönliche Verhältnis zwischen den Geschlechtern

war Jahrzehnte davon geprägt, dass der Mann als Gegner und Verhinderer der Entfaltung der Frau behandelt wurde. Die Abgrenzung vom anderen Geschlecht war radikal, und das war legitim, sogar notwendig. Es gab Partys und Feste, da wurde keinem Mann Einlass gewährt. Sah eine Feministin eine andere mit einem Mann knutschen, wurde sie mit Verachtung gestraft. Das männliche Geschlecht wurde nicht nur angefeindet, man grenzte sich nicht nur ab, sondern belächelte es auch, privat und öffentlich. Männer wurden in der Frauenliteratur zur Zielscheibe von Hohn und Spott.

Inzwischen hat sich das Feindbild abgenutzt. Nach einer Zeit der Männerverunsicherung sind Männer heute nicht mehr Patriarchen, Beherrscher und Tonangeber – zumindest nicht im Privatleben. Frauen widersprechen Männern, setzen ihre eigenen Vorstellungen durch, widersetzen sich und ziehen ihr Ding durch. Sowohl im Mann-Frau-Verhältnis als auch im Vater-Tochter-Verhältnis. Männer werden von der partnerschaftlichen Warte aus beurteilt. Das Geschlechterverhältnis ist im Alltag in eine gleichberechtigte Ebene gerückt.

Interview mit der Münchener Psychologin Dr. Anna Schoch

Wird heute mehr fremdgegangen oder ist es einfach nur besser bekannt?

Heute ist es sicher so, dass Frauen sich mehr erlauben können, weil die existenziellen Folgen nicht mehr so gravierend sind. Es ist nicht so, dass Frauen heute frivoler oder unanständiger sind als früher. Die Bedürfnisse der Menschen bleiben ja immer die gleichen. Frauen können in unseren Tagen ihre geheimsten Wünsche ausleben. In früheren Zeiten hätten sie wahrscheinlich schon die Gedanken unterdrückt. In muslimischen Ländern ist es ja auch heute noch so, dass eine Frau gesteinigt wird, wenn sie fremdgeht. Bei uns war es bis 1967, bis zur Änderung des Scheidungsrechtes so, dass eine Frau die Scheidung verhindern konnte, wenn ihr selbst keine Verfehlung nachzuweisen war. Die Männer hatten dann zwar oft eine Geliebte, aber die Frau hatte die Genugtuung, dass sie die »rechtmäßige« war. Es gab eine Vielzahl solcher Ehen. Die Frauen saßen dann zu Hause herum, legten Patiencen und pflegten die Katze oder was es sonst noch so gab, während der »Alte« seinen Liebschaften nachging. Da gab es wahre Tragödien, aber auch Arrangements zwischen den Eheleuten, je nach Temperament und Lebenskonzept. Die Gesellschaft negierte diese Sachlage weitgehend.

Ich war sehr überrascht über die Zweitmänner vieler biederer Freundinnen, die ganz selbstverständlich sagen, einer reicht mir nicht.

Da muss ich ketzerisch werden. Schließlich ist das die einzige Möglichkeit, die Spießigkeit auszuhalten. Und die Männer hatten immer schon und immer mal wieder eine »Zweitfrau«. Oft dient das sogar der Stabilisierung der Partnerschaft. Warum mit zweierlei Maß messen? Man braucht immer einen Zweiten – oft selbst verheirateten – dazu und holt sich so diesen kleinen Kick nebenbei. Vielleicht haben die Frauen inzwischen in dieser Hinsicht mehr Durchblick als früher, und nicht wenige scheuen gerade aus diesem Grund vor der Ehe zurück. Früher war es für die Frau erstrebenswert, geheiratet zu werden. Heute wollen die Männer heiraten. Frauen sind hingegen vorsichtiger geworden. Sie wissen, dass sie etwas zu verlieren haben. Da begibt man sich in juristische Fangstricke, um dann wohlmöglich festzustellen, dass der Seitensprung unvermeidlich ist – und man kann dann nicht mehr so einfach weg, sondern muss seine Freiheit mit ruinösen Prozessen zurückgewinnen. Darum hat sich der Standpunkt gebildet: Die Ehe ist eine Sache und der Lover die andere. Je restriktiver eine Gesellschaft ist, umso mehr blüht die Fantasie. Wie zum Beispiel in Macholändern.

Da gehen aber nur die Männer fremd.

Da besorgen sich die Frauen den »Liebhaber« übers Kind, indem sie das Kind zum Partner machen. Der Mann hat sowieso eine Geliebte, und er glaubt auch, ein Recht darauf zu haben. Daraus entstehen die berüchtigten ödipalen Beziehungen zwischen Mutter und Sohn – immer häufiger auch zwischen Mutter und Tochter –, aber auch zwischen dem hilflosen Vater und der Tochter – wenn die Mutter einen Liebhaber hat und ihre emotionale Unabhängigkeit dem Mann gegenüber demonstriert. Es ist ja bezeichnend, dass der junge Sigmund Freud zu seiner schönen jungen Mutter ein sehr inniges Verhältnis hatte. Der Vater war sehr viel älter als die Frau und hat weitgehend sein eigenes Leben gelebt. Er hat seine Frau sicher geliebt. Wenn sie tugendhaft bleiben wollte, konnte sie sich mit ihren Gefühlen vor allen Dingen an ihren Sohn halten.

Moderne Frauen haben sich im Allgemeinen einen eigenen Freundeskreis erobert, zu dem heute selbstverständlich auch verschiedene Männer gehören.

Natürlich, aus diesem Kreis kommen Bindungen und Verbindungen zu Männern. Diese werden auch immer wichtiger, da wir in einer Zeit leben, die von jedem höchsten Einsatz und Flexibilität verlangt. Selbst die Familie, diese letzte fixe Wertekathedrale, gerät in Gefahr. Es werden berufsbedingte Trennungen verlangt, die die Partner auseinander reißen. Dadurch werden Freunde immer wichtiger, sowohl männliche als auch weibliche.

Warum ist das so?

Auf dem Arbeitsmarkt ist heute der bindungslose, völlig beliebig einsetzbare Kosmopolit gefragt. Das hat bei ehrgeizigen jungen Leuten – ob Mann, ob Frau – eine »lonely rider«-Mentalität zur Folge. Will man das verhindern, gibt es zwei Möglichkeiten. Entweder die Frau gibt sich selber auf und folgt dem Manne. Das traditionelle Familienideal also, mit der Folge, dass sie in Krisenzeiten sich selbst oder ihren Mann dafür verflucht. In der Verliebtheit erscheint totale Hingabe als höchstes Glück. Dies entspricht einem vorübergehenden Wahnzustand, in dem die Ratio ohnehin keine Chance hat. In solchen Zeiten ist es unmöglich, zukunftsweisende Entscheidungen zu treffen. Da ist es sehr

wichtig – und das wäre die zweite Möglichkeit –, andere Ressourcen zu aktivieren: Freunde!
Es gibt noch eine weitere Ressource für Frauen, dabei handelt es sich jedoch nur um eine nützliche Illusion: Es ist die Vorstellung, ein anderer Mann (es gibt ihn meistens auch als ständigen Verehrer) würde auf sie warten. Das erzeugt eine Scheinsicherheit, die zwar in den seltensten Fällen der Wirklichkeit standhält, aber sie trägt oft über weite Strecken durch Krisen hindurch.

Frauen haben heute häufig platonische Freundschaften mit Männern.

Natürlich hat man verschiedene Seelentröster, mit denen man viel besprechen und für sich abklären kann. Zur Klärung der eigenen Befindlichkeiten, gerade bei Liebeskummer, ist der Mann als Vertrauter oft besser als eine Frau, die möglicherweise die gleichen (weiblichen) Bedürfnisse hat und dadurch befangen ist. Ich schaue mir beispielsweise gerne meine Bedürfnisse und meine Problematik durch die Brille eines integeren Freundes an, dem ich vieles erzählen kann. Ich erfahre auch viel von ihm – das ist ganz wichtig –, weil er mir aus männlicher Sicht sagt, wo ich als Frau nicht hindenke. Ich habe vier männliche Freunde, deren Kommentare mir wichtig sind. Ich mache nicht unbedingt, was die sagen, aber ich bin daran interessiert, wie sie zu bestimmten Dingen stehen.

Platonische Freundschaft ist noch unerforscht. Wie kann man da die Erotik heraushalten?

Indem die Fronten ganz klar abgesteckt werden. Für Männerfreundschaften kommen ja auch Homosexuelle in Frage oder verheiratete Männer. Da sind die Fronten ohnehin klar. Ich habe einen verheirateten Freund. Der weiß alles von mir, ich weiß alles von ihm, aber als Frau bin ich eher nicht sein Typ. Und er wäre für mich als Sexualpartner überhaupt nicht interessant. Allein der Gedanke bereitet mir Unbehagen. Wir würden uns niemals als Paar aufeinander einlassen. Wir schätzen uns über alle Maßen. Wir würden uns um keinen Preis unsere Freundschaft durch ein darüber hinaus gehendes Verhältnis kaputt machen.

These: Die moderne Frau steht ihren Mann, hat ihre eigenen männlichen Anteile entwickelt, ist vielschichtig und braucht deshalb mehrere Männer.

Man muss vorsichtig sein, dass da kein falscher Zungenschlag reinkommt. Es geht nicht darum, dass das ein Freibrief wäre, vor allem nicht für sexuelle Abenteuer. Nach wie vor gilt, wenn es irgendwo eine sexuelle Beziehung gibt, entsteht Bindung, auch wenn man das in unseren modernen Zeiten allzu oft leugnen will. Der Trend geht in eine Richtung, die Psychologen »serielle Monogamie« nennen. Das bedeutet, dass wir im Laufe unseres Lebens mehrere Partner haben, während der jeweiligen Partnerschaft aber treu sind.

Die Bedürfnislage an diesen Lebensabschnittspartner kann sich aber sehr stark ändern.

Ich beobachte das an mir selbst sehr gut. Auch wenn man

schon über 60 ist, können sich die Ansprüche an eine Partnerschaft ändern. Heute lassen sich noch 70-jährige scheiden. In früheren Zeiten war das undenkbar. Es zeigt nur, dass Entwicklung in allen Lebensphasen stattfindet und dass wir heute nicht mehr bereit sind, alles gottergeben hinzunehmen, sondern eingreifen und unserem Leben die optimale Richtung geben wollen.

Heute gibt es den unabhängigen Frauentyp.

Ja, wir haben die moderne Frau, die ihr eigenes Geld verdient, ihre eigene Existenz absichert, und die stellt logischerweise auch ganz andere Ansprüche an eine Beziehung. Was die Partnerschaft nicht unbedingt stabiler macht. Dadurch, dass die Frauen heute sehr viel weltzugewandter leben, sehr viel mehr im Leben stehen, haben sie natürlich auch bis sie heiraten – und man heiratet ja später, je höher die soziale Schicht ist – ein Studentenleben hinter sich, ein Ausbildungs- und Berufsleben. In dieser Zeit haben sie Kommilitonen, einen Freundeskreis und auch festere Beziehungen gehabt. Verbindungen, Freundschaften und Beziehungen sind gewachsen, die die Frauen in eine Partnerschaft mitbringen. Es ist nicht mehr so wie früher, als die Frau als Tochter dem Ehemann – am besten unschuldig – übergeben wurden.

Kann man sagen, die lebenslange Ehe taugt nicht, weil die Menschen nicht monogam sind?

So ist es! Ewige Treue ist eine wunderschöne Illusion. Alle

Lust will Ewigkeit, und wenn man verliebt ist, will man das zementieren und festnageln. Es ist aber nicht so. Und heute wird Gott sei Dank viel pragmatischer damit umgegangen. Über ein Arrangement. Es gab ja immer schon Ehen, wo sich die Partner arrangiert haben. Im viktorianischen Zeitalter gab es den offiziellen Hausfreund, und der Ehemann hat sich überall herumgetummelt. Dieser ungeheure Anspruch der Frauen in jungen Ehen, dass die Männer alles gleichzeitig sein sollen, ist illusorisch. Männer sind übrigens in ihren Forderungen an die Frau sehr viel bescheidener. Es gibt Erhebungen darüber, dass Männer in Partnerschaften im Durchschnitt viel zufriedener sind, weil sie nicht so hohe Ansprüche stellen, während die Frau vom Mann immer noch die »Erlösung« erwartet. Der Mann soll die Frau immer noch erhöhen, ganz nach dem Aschenputtelprinzip. Er soll alle ihre Bedürfnisse befriedigen, und wenn er das nicht tut, dann ist er böse und wird abgewertet. Das erwartet der Mann nicht. Der erwartet weder die perfekte Hausfrau noch die perfekte Mutter, der erwartet einen netten freundlichen Kumpel, wie auch eine freudige Partnerin im Bett. Insgesamt sind die Männer sehr viel weniger anspruchsvoll.

Wie kommt das?

Das kommt bei den Frauen heute vielfach von den Müttern, die ihren Töchtern stellvertretend einflößen, dass sie jetzt den Mann bekommen müssen, den die Mutter nicht bekommen hat. Der Mann, den die Tochter bekommt, der muss alles erfüllen, was die Mutter beim Vater entbehrt hat. Das führt zu völlig überzogenen Forderungen.

Eine Außenbeziehung, wenn sie heimlich und über längere Zeit geht, dient häufig der Stabilisierung der Hauptbeziehung.

Richtig, die ist dazu da, damit eine Hauptbeziehung mit all den empfundenen Mängeln und Defiziten ausgehalten werden kann. Jeder braucht doch einen Fluchtpunkt, wo er eine Ressource hat. Wenn man weiß, da ist noch jemand, und man kann sich die Illusion aufrechterhalten, dass der einem im Ernstfall zur Seite stehen wird – was natürlich nie wirklich der Fall ist –, wenn man das hat, erträgt man den Alltag besser.

Junge Mädchen jonglieren ja heute ganz locker mit Männern und Beziehungen.

Stimmt, die sind viel lockerer als ihre Mütter.

Wie ist das denn in der Lebensmitte und der zweiten Lebenshälfte?

Wenn die Kinder groß sind, bekommt der Mann einen anderen Stellenwert. In der Lebensmitte muss tatsächlich die Partnerschaft neu verhandelt werden. Da steht die Beziehung auf ganz wackeligen Beinen. Wenn die Paare sich selbst gegenüber aufrichtig sein wollen, müssen sie ihre Beziehung anders definieren. Manche wollen das nicht sehen. Sie blicken über alles hinweg, sind blind und taub und stumm. Das sieht man dann an entsprechenden psychosomatischen Erkrankungen. Da kommen alle möglichen Wehwehchen, die symbolisieren, dass es seelisch nicht mehr stimmt. Man braucht dann eine Brille für die Nähe, weil man die Nähe nicht mehr sehen will. Vielleicht auch, weil man sie nicht mehr erträgt. Es gibt gerade in dieser Zeit viele Krankheiten, die einen hohen Symbolcharakter haben. Das ist nicht gespielt, sondern zeigt, wo seelisch der Schuh drückt. Rückenprobleme sind beispielhaft: »Sie kann ihn nicht mehr ertragen.« Da muss tatsächlich geprüft werden, ob die Bindung und Verbindung noch sinnvoll ist. Ob man noch gemeinsame Ziele und gemeinsame Aufgaben hat, die man bewältigen will. Und wenn man sich keine Rechenschaft abgelegt hat, ist es oft nicht so, dass eine neue Beziehung die Lösung ist. Oft wird das Bedürfnis nach Wechsel so vehement gefühlt, dass ohne Überlegung alles kurz und klein geschlagen wird.

Das ist dann die Phase, wo Frauen sich trennen und sagen, mir kommt kein Mann mehr ins Haus.

Da entstehen die Partnerschaften in getrennten Wohnungen, weil die Frauen es ablehnen, weiter die Drecksarbeit zu verrichten. Ich erinnere mich, meine 79-jährige Mutter hat noch im Altersheim einen Heiratsantrag bekommen, und ihre Reaktion war: »Die Männer wollen alle nur, dass man ihnen die Socken wäscht.« Obwohl die Ambivalenz immer bestehen bleibt. Natürlich wünscht man sich einen verlässlichen, starken Partner. Natürlich ist das schön. Mancher Mann braucht eine Frau, so ein regulierendes stabilisierendes Element an seiner Seite, den anderen Pol. Und das Bedürfnis hat man auch als Frau. Da ist Verstand mit dabei, wenn ein alter

Witwer beispielsweise wie der Roman Herzog noch mal heiratet. Das heißt nicht, dass man in dem Alter nicht die tollsten Liebesaffären haben kann.

Was ist los mit den Jungs in dem Alter?

Im Alter verkehren sich die Machtverhältnisse oft ins Gegenteil. Häufig werden die Frauen stärker, und die Männer fühlen sich als die Bedürftigen. Sie wollen unterschlüpfen und versorgt sein.

Sind die Frauen an der Brüchigkeit der Partnerschaften maßgeblich beteiligt?

Nur! Ein Mann lässt sich im Allgemeinen nicht scheiden. Auch wenn die Ehe noch so schlecht ist. Wenn Frauen mit solchen Ängsten zu mir kommen, sage ich, Sie können sich ganz ruhig zurücklehnen. Der Mann macht einen Blödsinn. Der Mann kompromittiert zwar die Frau. Der Mann geht fremd, aber er lässt sich nicht scheiden. Männer sind feige und bequem. Die wissen genau, das kostet sie Geld, und ein Mann der zweimal geschieden ist, ist ein Sozialfall. Manchmal schon, wenn er einmal geschieden ist.

Finden Sie das zeitgemäß?

Viele Unterhaltsforderungen von Ehefrauen sind nicht gerechtfertigt. Da werden gern alte Klischees aus der Mottenkiste gezogen. Auch hier sollte – übrigens zugunsten des psychischen Wohlbefindens vieler Frauen – Gleichberechtigung gelten. Es gibt immer noch zu viele, die glauben, weil sie ein Kind geboren haben, für den Rest ihres Lebens versorgt werden zu müssen. Das ist ungeheuerlich! Viele Männer der älteren Generation haben einen Ehrenkodex mitbekommen, dass die Mutter ihrer Kinder heilig ist. Sie sind oft weit mehr Opfer dieses Klischees, als es sich äußerlich darstellt. Wenn man das ausspricht, zieht man den Hass der Frauen auf sich, die von diesem Klischee gut leben. Sie zahlen jedoch für ihre selbst erzeugte Abhängigkeit einen hohen Preis. Es mag bequem, kann aber nicht befriedigend sein, wenn man ein Leben lang in einer Opferrolle verharrt. Oft geht ihre Anspruchshaltung auch noch nahtlos auf die Kinder über – ein Teufelskreis! Nun könnte man argumentieren, dass ein Mann wissen muss, worauf er sich einlässt, wenn er sich verliebt. Heutzutage sind es aber oft die Frauen, die die Männer hereinlegen und sich damit zum Dauerrentenfall stilisieren. Schließlich sind die Frauen heutzutage auch aufgeklärt. Gerade in letzter Zeit wurden viele prominente Fälle in der Boulevardpresse ausgiebig besprochen. Etwas Stolz würde da mancher Frau besser stehen als ein Gucci-Designer-Teil, das der Sugar-Daddy bezahlt hat.

Freundschaften zwischen Männern und Frauen sind außerhalb von Partnerschaften immens wichtig. Sie tragen zur Stabilität einer Beziehung bei. Wer sich von seinem Partner zu abhängig macht, gefährdet seine Zweierbeziehung. Das Loslassen des Partners erfordert aber auch Eigenschaften, die nicht immer gegeben sind. Häufig kommt Eifersucht ins

Spiel, wenn der andere sich einen schönen Abend, ein schönes Wochenende oder sogar einen Urlaub mit anderen Menschen macht. Das, so sagen Psychologen, muss heute in einer Zweierbeziehung möglich sein. Für die Stabilität einer modernen Beziehung ist eine große Autonomie der Partner nötig. Nur, wer auch mit sich allein klarkommt, die Erfüllung seiner Wünsche und Bedürfnisse nicht allein vom Partner abhängig macht, auch allein existieren kann, kann auf Dauer eine zufrieden stellende Partnerschaft leben.

Eifersucht ist ein Gefühl, das in allen Kulturen vorkommt und in jedem Individuum angelegt ist. Liebe ohne Eifersucht ist keine richtige Liebe. Die Evolutionspsychologie weiß längst, dass menschliches Verhalten seine Wurzeln in vielen Millionen Jahren Entwicklungsgeschichte hat. Eifersucht ist ein Instinkt, ein fester Bestandteil unserer Psyche und hat etwas mit dem Fortpflanzungswettbewerb zu tun. Sie machte und macht Sinn, ist sozusagen eine Schutzeinrichtung für die romantische Liebe. Man könnte Eifersucht auch als »Feuermelder« bezeichnen. Andererseits ist sie gleichzeitig ein Störfaktor in einer Partnerschaft, wenn sie geballt auftritt. Psychologen wissen heute, dass Eifersucht an sich kein Problem ist. Es gibt aber übermäßig eifersüchtige Menschen, und dann wirkt Eifersucht zerstörerisch.

Doch gerade in der Verliebtheitsphase möchten viele am liebsten eine Symbiose eingehen, den Partner Tag und Nacht um sich haben. Häufig kann man beobachten, dass Paare ständig zusammenhocken und alles miteinander teilen. Der eine lässt den anderen nirgends allein hingehen. Das ist früher oder später tödlich für eine Beziehung.

Früher entstand durch die Rollenteilung eine materielle Abhängigkeit, mit der auch oft eine seelische Abhängigkeit verbunden war. Paare machten viel miteinander und da, wo Mann oder Frau allein hingingen, trafen Frauen andere Frauen und Männer andere Männer. Dass sich männliche und weibliche Lebensbereiche so vermischt haben, ist neu. Heute gibt es keine typischen, abgeschlossenen Lebensbereiche nur für Männern oder Frauen. Das heißt, jeder Partner trifft überall auf das andere Geschlecht und ist so potentiell gefährdet, untreu zu werden, sich in jemand anderen zu verlieben. Und das verursacht nicht selten Eifersucht.

Eifersucht hat etwas mit Kontrolle zu tun. Mit Misstrauen und Verlustängsten. Angemessen in modernen Partnerschaften ist aber Vertrauen. Wir tun uns heute freiwillig zusammen. Wir bleiben freiwillig zusammen. Eifersucht, sofern sie in Kontrollzwang ausartet, ist eher dazu geeignet, den anderen zu vertreiben.

Es verlangt ein gesundes Stück Selbstvertrauen und eine gehörige Portion Reife, den anderen vertrauensvoll loszulassen. Ihn seinen Weg gehen zu lassen. Und das Paradoxe ist: Je besser wir loslassen können, umso stabiler wird eine Partnerschaft. Da, wo übermäßiges Klammern ins Spiel kommt, wird der Partner auf Dauer in die Flucht getrieben.

Margit (20) und Doris (22), beide haben einen festen Freund und flirten gern mit anderen

Frauen benutzen Männer heute je nach Bedarf. Differenziert ihr auch?

Margit: Mein Partner ist für die Geborgenheit zu Hause. Ich hab ihn lieb, ich find ihn nett, er ist mein sicherer Hafen. Ich gehe aber abends auch gerne ohne ihn los und lerne dann ab und zu jemanden kennen, bei dem das berühmte Kribbeln im Bauch wieder da ist. Was ja in langjähriger Partnerschaft vergeht. Ich bin jetzt vier Jahre mit Peter zusammen. Ich bin berufstätig, habe mein eigenes Geld, wir sind vor kurzem zusammengezogen und wollen vielleicht irgendwann mal Kinder.

Was bedeutet dir Peter?

Margit: Peter bedeutet Zuhause. Er ist offizieller Begleiter, wenn wir eingeladen sind. Er ist Symbol für Geborgenheit, Heimat, er ist Freund und Berater. Ich habe aber auch einen Liebhaber. Und bei dem ist Prickeln angesagt. Wir sehen uns manchmal einmal pro Woche. Dann wieder nur alle paar Wochen. Wir haben über unsere Handys und SMS regelmäßigen Kontakt. Mein Lover weiß, dass ich in einer festen Partnerschaft lebe und nicht vorhabe, das zu ändern. Er akzeptiert das. Ich habe auch noch andere männliche Freunde. Einen für die Sauna und einen zum Schwimmen gehen. Da ist sexuell aber nichts.

Und wie bekommst du das emotional geregelt?

Margit: Gefühlsmäßig bekomme ich das ganz gut hin. Solange man verliebt ist, ist auch Eifersucht im Spiel, klar. Aber es geht. Natürlich hat mein Lover ab und zu eine Freundin. Da werde ich auch eifersüchtig. Es ist klar, dass keiner Besitzansprüche haben darf. Das steht keinem zu, weder mir noch meinem Liebhaber. Manchmal ist das schwierig, weil man gerne etwas sagen würde und sich nicht traut. Ich denke, dazu habe ich kein Recht. Die Eifersucht ist trotzdem manchmal da. Man will so locker darüber hinwegschauen, aber manchmal kann man das nicht. Wir waren beide schon eifersüchtig und sauer, aber wir reden nicht darüber.

Doris: Umgekehrt aber auch. Ich habe das neulich gerade beobachtet, da wurde Margit von jemandem auf die Tanzfläche gezogen, und ihr Lover stand da und machte ein langes Gesicht. Irgendwann tanzte er mit einem anderen Mädchen, und Margit zog ein Gesicht.

Margit: Mit Peter, meinem Lebensgefährten, war es im Bett eine Weile lang mau. Im Moment ist es wieder gut. Dass es nicht mehr prickelte, lag auch mehr an mir. Ich war mit mir selber nicht im Reinen. Mein Partner ist häuslich und bleibt oft zu Hause, während ich etwas erleben will. Wenn ich dann mit meinen Freundinnen unterwegs bin, sage ich, es ist Frauenabend angesagt.

Warum geht ihr denn fremd, wenn ihr einen festen Freund habt?

Margit: Mein Partner ist extrem eifersüchtig, der kann einem die Feierlaune verderben. Während ich ganz gut einen draufmachen kann. Deshalb gehe ich gern alleine. Ich fühle mich noch zu jung, um mich endgültig festzulegen. Ich weiß nicht, ob ich mit meinem Freund mein ganzes Leben verbringen will. Ich will noch etwas erleben. Das ist in meinem Alter legitim.

Doris: Es geht ja beim Kennenlernen nicht immer gleich um Sex. So oberflächlich oder triebgesteuert sind wir auch nicht. Es geht um Spannung, um Abwechslung. Ich bin mit meinem Freund schon etwas länger zusammen. Bei den Männern ist es ja so, irgendwann haben sie dich eingesackt, und du gehörst zum Inventar. Dann ist die Luft raus, und wenn du als Frau mal wieder etwas Selbstbestätigung haben möchtest, musst du dir das woanders holen. Eine Frau bewundern und begehren und ihr das auch zeigen können Männer nur in der Balzphase. Wenn sie dich gejagt und erlegt haben, um das im übertragenen Sinn auszudrücken, verlieren sie das Interesse. Deshalb gehe ich auch gerne mal weg, hier ein bisschen graben, da ein bisschen baggern. Wenn ich merke, ich bin für die Männerwelt noch interessant, das tut mir und meinem Ego gut. Im Moment besonders, denn meine Partnerschaft ist sehr flach geworden. Irgendwie frage ich mich schon, ob ich das noch weiter will. Andererseits sind Männer in der Beziehung ja alle gleich.

Margit: Kennst du einen, kennst du alle!

Doris: Mein Freund war einige Wochen zur Kur. Ich habe

in der Zeit einen anderen kennen gelernt und mich verliebt. Doch dann habe ich Gott sei Dank schnell bemerkt, dass der die gleichen Macken hat wie mein Freund. Da dachte ich, dann kannst du auch bleiben. Vom Regen in die Traufe zu kommen war mir dann doch zu anstrengend. Andererseits ist mein Partner ausgesprochen nervig. Wie ein kleiner Junge. Von ihm kommt nichts. Beispielsweise koche ich gerne. Aber er mag dies nicht, er mag das nicht und jenes auf gar keinen Fall, so dass mir die Lust am Kochen schnell wieder vergangen ist. Früher haben Frauen sich gängeln lassen. Heute sagen wir, dann koch doch selber!

War das denn bei dir als Dauerbeziehung geplant?

Doris: Wir kannten uns ein halbes Jahr, als wir zusammengezogen sind. Als ich die Beziehung mit ihm eingegangen bin, habe ich schon an etwas Dauerhaftes gedacht. Warum soll ich mir den Stress machen, mit jemandem zusammenzuziehen, wo ich schon weiß, das hält nicht lange. Ich wollte eine sichere, zuverlässige Partnerschaft, und mein Freund ist charakterlich ein feiner Kerl, das muss ich schon sagen. Wir haben ja auch Phasen, wo wir uns ausgesprochen gut verstehen. Damals hatte ich Stress im Beruf, Stress mit meinen Eltern. Ich sehnte mich danach, mich geborgen fühlen zu können. Ich war lange Zeit alleine gewesen, und als ich meinen Freund kennen lernte, wollte ich wieder ein Nest.

Und warum flirtest du mit anderen?

Doris: Mit meiner Freundin ausgehen und etwas baggern ist

auch, mir Selbstbestätigung holen. Mein Freund gibt mir die nicht mehr. Es ist ein schönes Gefühl, wenn du irgendwo reinkommst, von einem hübschen Jungen angestrahlt wirst und gesagt bekommst, hey, du siehst klasse aus. Auf dich haben wir gewartet. Ich find es schön und genieße das. Ich brauche das ab und zu. In meiner Partnerschaft bekomme ich das im Moment nicht. Da bin ich nur ich und werde nicht mehr bewundert oder angehimmelt. Da ist einfach eine Routine drin. Ich mache meinem Freund gar keinen Vorwurf. Das ist wohl so in langjährigen Partnerschaften. Aber als ich das erste Mal mit meiner Freundin los war, tat es mir wahnsinnig gut zu merken, oh, das geht ja auch noch anders.

Margit: Früher haben wir das mit Spaß haben nicht so locker gesehen. Aber heute schon. Wir sind ja noch keinem verpflichtet, müssen keine Verantwortung für eine Familie tragen. Es ist einfach toll, sich noch ein bisschen austoben zu können. Ernst wird das Leben schon früh genug.

Was leben euch eure Eltern vor?

Margit: Meine Eltern sind, was haltbare Partnerschaft angeht, ein Supervorbild. Die sind seit 25 Jahren glücklich verheiratet, es gibt wenig Auseinandersetzungen, und irgendwann möchte ich auch so eine Partnerschaft. Ich glaube daran, dass es so etwas gibt. Es wird mir ja überzeugend vorgelebt. Aber ich will es nicht sofort.

Doris: Verliebt sein ist nur eine Phase. Ich wünsche mir schon, dass ich einen Mann kennen lerne, bei dem aus Verliebtheit Liebe wird und wir uns dann auch treu sind. Ich sage mal, wenn ich den richtigen Mann finde, bin ich sicher treu. Nur, wer ist der richtige Mann? Die Frage ist schwer zu beantworten. Vor allem, wenn man so jung ist und das ganze Leben noch vor sich hat.

Margit: Ich finde, der richtige Mann muss auf meine Bedürfnisse wie Hobbys und Beruf Rücksicht nehmen. So wie ich das ja auch tue. Ich habe durchaus das Ziel, irgendwann richtig schön in Weiß zu heiraten und dann auch verheiratet zu bleiben.

Doris: Ich würde es wegen der Zeremonie und der Romantik gerne tun. Aber auf den Trauschein an sich lege ich nicht so viel Wert. Heiraten macht vielleicht Sinn, wenn man Kinder will. Aber davon bin ich noch weit entfernt.

Margit: Ich würde niemals mein Hobby, die Springreiterei, für einen Mann aufgeben.

Doris: Ich auch nicht, auf keinen Fall. Ich würde meinem Partner ja auch nicht sein Hobby verbieten. Für mich wäre es ein Grund, einen Mann zu verlassen, wenn er mich zu sehr einengen würde.

Margit: Für mich auch. Ich finde, so viel Rücksicht muss heute in einer Partnerschaft sein. Wenn einer nicht tolerant wäre, wäre er nicht der richtige Mann für mich.

Doris: Frauen sind heute Gott sei Dank unabhängig von

Männern. Wir haben eigenes Geld und eigene Vorstellungen von unserem Leben. Manchmal spaßen wir herum, wir machen eine Frauen-WG. Wir sagen dann, ein Mann darf für den Spaß dazukommen, aber er muss wieder gehen. Er darf mal übernachten, aber dann wird er wieder in seine eigene Bude geschickt.

Margit: Andererseits möchte ich langfristig auch nicht auf die Geborgenheit verzichten, die eine feste Beziehung bietet. Manchmal, wenn ich abends kaputt nach Hause komme, ist es einfach schön, wenn mein Freund da ist und vielleicht schon Abendessen gemacht hat. Ich haue mich dann auf die Couch und kuschele erst mal ein bisschen. Ein Nest zu haben, zu wissen, wo man hingehört, und zu wissen, mit wem man sein Leben teilen kann, ist schon schön.

Doris: Man zahlt für alles einen Preis. Für eine zuverlässige Partnerschaft genauso wie dafür, allein zu sein und Spaß zu haben. Unterm Strich sehnt man sich aber doch nach jemandem, zu dem man gehört. Ich genieße die Geborgenheit, obwohl ich auch genieße, wenn mein Freund weg ist. Im Moment ist eine Phase, wo wir viel streiten. Aber im Grunde ist es schön, nicht alleine zu sein. Ich habe auch schon allein gelebt, aber da habe ich mich nach einem festen Freund gesehnt. Es ist wahrscheinlich so, dass man sich gerade das wünscht, was man nicht hat.

Margit: Ich hätte sogar Angst davor, ganz allein zu sein. Nicht davor, es nicht zu schaffen. Ich habe es ja schon geschafft, und ich habe auch einen festen Kreis guter Freunde. Aber ich möchte auf Dauer einfach nicht allein sein.

Doris: Wir beide spielen schon eiskalt mit dem Feuer. Wir haben beide Partner zu Hause, die uns vertrauen, und manchmal ist es ein mieses Gefühl, seinen Partner zu betrügen. Man fühlt sich nicht immer besser damit. Andererseits will ich auch meine Privatsphäre, ohne dass er alles weiß. Ich binde ihm nichts auf die Nase. Wir sind beide diskret und decken uns gegenseitig. Wenn ich meinem Freund gestehen würde, ich habe dich betrogen, würde der erst mal nur lachen und mir nicht glauben.

Margit: Eine Affäre beichtet man nicht, das würde den anderen nur unnötig verletzen. Wenn man bei ihm bleiben will, würde es die Beziehung nur unnötig belasten. Es würde Misstrauen säen, und das muss ja nicht sein.

Doris: Mir fällt es manchmal nicht leicht, nichts zu sagen. Aber dann steht doch immer drüber, dass ich den Partner nicht verletzen will.

Margit: Als ich das erste Mal fremd ging, habe ich mich nicht Hals über Kopf verliebt. Es war einfach nur nett und hatte sich ungeplant aus der Situation heraus ergeben. Plötzlich war so eine Spannung da. Wir waren zusammen essen, sind romantisch spazieren gegangen, und dann ergab sich auch das Bett. Ich habe mir damals bewusst die Bestätigung geholt, als Frau begehrenswert zu sein, auf den Mann zu wirken. Durch diese Affäre habe ich gelernt, freier mit meinen Reizen zu spielen. Das ist auch schön.

Doris: Ja, das ist der Kick. Darum geht es auch, wenn wir zusammen losziehen. Das muss überhaupt nicht im Bett enden. Es geht nur drum, wo sind die Männer? Wie reagieren sie? Es geht um Flirten, Herumalbern, mit dem Feuer spielen. Eigentlich geht man mit den wenigsten tatsächlich ins Bett. Das ist doch eher selten, und da muss schon alles stimmen. Oft ist es so, dass sich über eine Bekanntschaft hinaus eine Freundschaft entwickelt. Dass man mal etwas zusammen unternimmt, sich wiedersieht. Meist ist es ein Spiel.

Margit: Wenn man neben der besten Freundin einen wirklich guten Freund hat und wenn man damit umgehen kann, ist das eine tolle Sache. Weil man mit Männern doch ganz anders reden kann als mit Frauen. Ich habe gute Freunde, ohne dass jemals Erotik ins Spiel gekommen wäre.

Doris: Ich auch, einfach als gute Kumpel. Ein guter Freund ist, wenn man über alles mit ihm reden kann. Ein guter Freund erklärt einem die Männerwelt. Männer reagieren ja ganz anders als Frauen, und manchmal stehst du vor einem und denkst, warum ist der so? Ich kann es nicht nachvollziehen. Dann braucht man einen guten Freund, der einem das erklärt, und manchmal hat man den Effekt, ach so denkt ihr!

Margit: Ich habe einen Freund, bei dem empfinde ich so etwas wie Geschwisterliebe. Der hat eine feste Freundin, mit der komme ich auch gut klar. Mein Freund kennt ihn auch, und wir unternehmen oft etwas miteinander: Diesem Bruderfreund kann ich auch von meinen Seitensprüngen erzählen, und der berät mich.

Doris: Dem guten Freund vertraut man mehr an als dem Partner. Ein guter Freund ist verschwiegen und nie persönlich getroffen. Aus den Flirts dagegen kann sich beides ergeben, eine Affäre oder ein guter Freund.

Viele Frauen kommen wieder auf den Teppich, wenn es um die Aburteilung der Männer geht. War der Umgangston Jahrzehnte geprägt von Empörung einerseits und Spott andererseits, so ist eine gewisse Ernüchterung eingetreten. Frauenliteratur, in der der Mann als Hanswurst vorgeführt wird und die Frau stark ist, nur weil sie eine Frau ist, verkauft sich nicht mehr so rasend. Die Altfeministinnen und ihre Parolen vom Kampf gegen Männer sind bei jungen Frauen nicht angesagt.

Heute regiert auch bei jungen ehrgeizigen Frauen die Individualisierung. Man kämpft nicht mehr gemeinsam, jede kämpft für sich. Denn es gibt keinen gemeinsamen Feind mehr. Theoretisch ist die Frau gleichberechtigt, und sie fühlt sich auch so. Frauen werden nicht mehr ernsthaft benachteiligt, weil sie Frauen sind. Die, die doppelt ehrgeizig sind, beinhart ihren Weg gehen, können eine Karriere machen, die einer männlichen Karriere gleichkommt.

Statt gegen den Mann zu kämpfen, investieren Frauen in sich und den Aufbau eines guten Selbstwertgefühls. Viele machen eine Therapie und lernen ihre sozialisationsbedingten Defizite abzubauen, ihr Leben individuell zu gestalten.

Keine Frage, das Feindbild Mann hatte viele Jahre lang seine Berechtigung. Vieles musste gegen den Mann erkämpft werden. Doch jetzt sind die Töchter der Feministinnen groß. Was ihre Mütter hart erfochten haben, ist für sie eine Selbstverständlichkeit. Viele junge Frauen haben erkannt, dass es ein Eigentor ist, die Männer allesamt in Bausch und Bogen zu verdammen. Und auch die älteren sind wieder toleranter geworden. Die Messlatte hängt nicht mehr unrealistisch hoch. Wurde der Mann jahrzehntelang für alle Benachteiligungen verantwortlich gemacht – oftmals zu Recht –, so ist das Verhältnis heute wieder partnerschaftlicher.

Die lange praktizierte Anspruchshaltung gegenüber dem Mann, die einherging mit einer großen Überheblichkeit ihm gegenüber, legt sich langsam. Das männerverachtende Klima, das viele Mütter an ihre Töchter weitergegeben haben, weicht auf.

Einerseits, weil Männer dazugelernt haben. Andererseits ist auch so etwas wie Humor von Seiten der Männer dem Mann-Frau-Thema gegenüber zu beobachten. Beispielsweise wenn »Die Ärzte« singen, »Männer sind Schweine«. Heute schreiben Männer Bücher, Glossen oder Gesellschaftskolumnen über ihr Verhältnis zu Frauen, die mindestens genauso witzig sind wie mancher Frauenroman, in dem es gegen die Männer geht.

In der Eltern- und Großelterngeneration definierte sich die Frau über die Erfolge und den Status ihres Ehemannes, während der Emanzipationsbewegung definierte sich die Frau über Erfolge gegen den Mann, und heute definiert die Frau sich durch eigene Erfolge. Sie braucht das Feindbild Mann nicht mehr, um sich besser zu fühlen. Man kann sagen, das 21. Jahrhundert gehört der Frau. In vielen Bereichen können Frauen ernten. Natürlich gibt es noch Fronten, an denen gekämpft werden muss. Aber der Leidensdruck von Frauen hat, verglichen mit unseren Großmüttern, erheblich abgenommen. Was eine Frau heute nicht ist, hat sie vielfach selbst zu verantworten. Es gibt keinen Verhinderer mehr, außer der eigenen Person.

Und so ist der Umgangston zwischen den Geschlechtern entschärft. Nicht mehr geprägt von Kampf. Die Girlies von heute behandeln das andere Geschlecht oft so, dass ihre Mütter vor Neid auf ihr Selbstwertgefühl blass werden. Die Jungen fühlen sich absolut ebenbürtig. Es wird spannend zu beobachten, ob sie das auch im Berufs- und Familienleben durchsetzen können.

Die klassische Geliebte gibt es nach wie vor. Auch die Situationen, dass die Geliebte hofft, ihr Liebhaber lässt sich für sie scheiden. Viele Männer wollen dagegen immer noch am liebsten beide: die Ehefrau und die Zweitfrau. Sowohl die feurigen Erlebnisse, den aufregenden Sex im Bett, als auch die Bequemlichkeit zu Hause. Sie gehen immer noch möglichst heimlich fremd. Beide Frauen werden belogen, vertröstet, hingehalten, und viele Frauen machen das über Jahre mit.

Die Rolle des Mannes ist Resultat der jahrtausendealten ungleichen Geschlechterverhältnisse. Männer hatten immer außereheliche Verhältnisse, und viele halten den Seitensprung für ihr Gewohnheitsrecht. Es gab Zeiten, da waren die Nebenfrauen und Mätressen von Königen, Fürsten und anderen mächtigen Männern sogar gesellschaftlich anerkannt. Vor allem solange die Liebesheirat noch nicht zur Debatte stand.

Bis vor wenigen Jahren mussten finanziell von ihren Männern abhängige Ehefrauen den Seitensprung dulden. Viele tun es noch heute. Weil Frauen jedoch in der Regel materiell auf eigenen Füßen stehen, ist die Abhängigkeit nicht mehr so groß. Die alten Strukturen bröckeln. Die Frau kann freier entscheiden, wie lange sie sich in den Status der Geliebten begibt. Oft lernt sie in einer Therapie, warum sie sich ausgerechnet in einen Mann verliebt hat, der besetzt ist. Häufig hat die Entscheidung für einen gebundenen Mann mit unbewussten Bindungsängsten zu tun.

Auch die gesellschaftliche Bewertung der Geliebten hat sich verändert. Wer zu lange den Status der Nebenfrau akzeptiert, gilt als unemanzipiert. Eine neue Ehrlichkeit führt häufig dazu, dass man sich vom alten Partner trennt, wenn man sich ernsthaft anderweitig verliebt hat. Parallel dazu gibt es inzwischen auch die Geliebte, die sagt, ich will es so und nicht anders. Soll seine Frau den Alltag mit ihm teilen, ich will bewusst nur den Sonntag.

Die neuen Geschichten

Frauen und ihre Partner

Neben der selbst gewählten Rollenvielfalt von Frauen sind heute die jeweiligen Lebensabschnitte sehr viel differenzierter unterteilt als früher. Man sagt, etwa alle sieben Jahre verändert man sich und damit modifiziert sich auch der Lebensstil.

Die Entwicklung der Teeniejahre unterscheidet sich fundamental von denen der Twens. Und die der Thirtys von denen der Fortys. Sind die ersten Jahrzehnte dazu da, alles Äußere zu entwickeln, einen Beruf zu erlernen, die Existenz abzusichern, eine Familie zu gründen, so geht es in der Lebensmitte und der zweiten Lebenshälfte mehr um die Frage: Wer bin ich? Lebt man in der ersten Lebenshälfte relativ fremdbestimmt durch Äußerlichkeiten, so geht es in der zweiten Lebenshälfte darum, nach innen zu schauen. Seinem inneren Kompass zu folgen. Seine Persönlichkeit ausreifen und sich entwickeln zu lassen.

Je nach Entwicklungsaufgabe begleiten heute unterschiedliche Männer die jeweiligen Lebensabschnitte. In jungen Jahren vielleicht ein äußerlich ansprechender Mann, in der Familienphase ein verantwortungsvoller, und danach kommt vielleicht ein Künstler oder ein unkonventioneller Typ, den eine Frau erst in mittleren Jahren zu schätzen weiß.

Die Lebensplanung für Frauen war früher eindimensional. Ihr Lebensziel war es zu heiraten, ihre Lebensaufgabe, Kinder zu bekommen und großzuziehen, der Familie ein Heim zu geben. Heute ist Mutterschaft nur noch eine Phase.

Wenn es in der Lebensmitte von außen nach innen geht, machen viele Frauen eine Therapie und entfalten endlich, was noch in ihnen steckt. Oft entdecken sie ganz neue Bereiche. Plötzlich tun sie Dinge, die sie in der ersten Lebenshälfte aufgrund von alten, persönlichen Verträgen mit Vater oder Mutter nicht ausleben durften.

Aus dem Blickwinkel von Entwicklungsaufgaben gesehen, geht es in jungen Jahren um Verliebtheit, darum, sich auszuprobieren, Erfahrungen – auch auf sexuellem Gebiet – mit dem anderen Geschlecht zu sammeln. Spielerisch lernen, mit dem anderen umzugehen als Vorbereitung auf den nächsten Lebensabschnitt, die Familienphase.

Das Alter, in dem Frauen heute Kinder bekommen, hat sich nach hinten verlagert. Waren es in der Generation unserer Mütter noch die 20-jährigen, so sind es heute die 30- bis 40-jährigen, die Kinder bekommen. In der Familienphase hat man an den Mann völlig andere Ansprüche als vorher oder hinterher. Um Kinder aufzuziehen, brauchen Frauen einen zuverlässigen, fürsorglichen Mann mit guten Genen, der zumindest eine Weile eine Familie ernähren kann. Sex dient in dieser Phase in erster Linie der Vermehrung, während er in anderen Phasen die Lust befriedigen soll.

In keinem anderen Lebensabschnitt haben Frauen so konventionelle Erwartungen an den Mann. Wenn ein Kind da ist, verfallen die meisten Paare heute noch in die klassische und eigentlich überholte Rollenteilung. Der Mann verdient das Geld, die Frau bleibt zu Hause. Zumindest für einige Jahre.

Ist die Kinderphase abgeschlossen, verändern sich die Bedürfnisse von Frauen. Gehörte man noch in der Generation unserer Mütter von da ab zum unsichtbaren Geschlecht, welk und unattraktiv, so erleben heutige Frauen mit 40 und 50 regelrechte Hochphasen. Auch mit Männern. Viele Frauen starten noch einmal voll durch, stellen sich beruflich auf neue Füße, machen sich mit einer guten Geschäftsidee selbständig und gewinnen ein ganz neues Selbstwertgefühl. Biologisch sehen die meisten Frauen heute zehn Jahre jünger aus, weil sie sportlich aktiv sind und sich ausgewogen ernähren. In dieser Phase hat so manche Frau erst richtig Lust auf Sex und die Liebe. Etliche sind erst jetzt soweit, sexuelle Höhepunkte und Orgasmen zu erleben.

Gleichzeitig werden Männer in dieser Phase in mancher Hinsicht nebensächlich. Die Frau im mittleren Alter braucht keinen Versorger oder Erzeuger. Und so verlieren Männer ihre Macht über Frauen. Frauen können – wie in den Girlie-Jahren – wieder spielerisch mit den Männern umgehen. Es hängt nichts Existenzielles daran, einen Mann zu haben.

Das heißt nicht, dass Frauen keinen Mann brauchen. Doch sie können viel freier mit ihm umgehen. Frauen im fortgeschrittenen Alter wollen endlich guten Sex und einen

Begleiter, mit dem sie etwas anfangen können. Nicht so wichtig sind sein Beruf und sein Status. Ob er Geld hat, wird zweitrangig. Frauen wollen begleitet werden, aber er muss nicht zahlen. Er muss sie auch nicht heiraten. Die Abhängigkeiten der Kinderphase fallen weg. Wichtiger ist, was er sonst zu bieten hat. Ist er liebevoll, charmant, einfühlsam? Ist er gut im Bett? Kann er über die gleichen Dinge lachen? Gerade in den mittleren Jahren gibt es viele Beziehungen, die früher undenkbar waren: die Ärztin und der Seemann, die Staatsanwältin und der Elektriker oder die Variante junger Mann und ältere Frau.

Gerade junge Frauen und dann wieder ältere haben sich häufig ein regelrechtes Männernetzwerk aufgebaut, um ihre vielfältigen Bedürfnisse nach Begleitung, Austausch und Lust zu befriedigen. Der Mann als Begleiter zu Anlässen, wo andere Frauen mit Ehemännern erscheinen, der Mann als Reisebegleiter, als Liebhaber, als Freund, als Intellektueller, als männliche Freundin, als Vertrauter, als Spendierer.

Generell gilt heute, dass die Bedeutung von Männern für Frauen im Laufe ihres Lebens unterschiedlich ist. Deshalb ist es auch unwahrscheinlich, dass eine Frau denselben Mann durch alle Lebensabschnitte behält. Entweder nimmt sie sich zu einem »Hauptmann« im Laufe des Lebens noch »Nebenmänner« hinzu – heimlich oder offen – oder sie geht, wenn die Kinder groß sind.

Im Frauenleben passiert im Laufe der Jahre so etwas wie eine Männerentherrlichung. Männer werden entzaubert. Frauen verabschieden sich vom Märchenprinzen. Wurde noch bis Mitte 30 um den Mann gebuhlt, um eine Familie zu gründen, so sehen Frauen ab 40 die Männer in ihren natürlichen Grenzen und Beschränkungen. Unrealistische Erwartungen werden der Realität angepasst. Es kommt die Erkenntnis: Nobody is perfect. Männer sind auch nur Menschen.

Auf den zweiten Blick hat das auch für Männer erhebliche Vorteile. Ist es in der ersten Lebenshälfte oft so, dass Frauen, die sich selbst noch nicht genug kennen, vom Mann die Erfüllung ihrer Sehnsüchte und Wünsche einfordern, und ihr persönliches Lebensglück von seinem Verhalten abhängig machen, so sind Frauen über 40 meist in der Lage, diese Verantwortung selbst zu tragen. Die eigene Sicherheit und Geborgenheit finden Frauen in erster Linie in sich selbst. Sie sind autonom und authentisch. Eine Liebesbeziehung kann nicht mehr so fesseln. Sie kann uns nicht mehr wie früher fremdbestimmen, und das ist sicher ein Zuwachs an Freiheit. Frauen, die ihre Stärke in der Tiefe ihrer Persönlichkeit finden, lassen Macht von Männern über Frauen nicht zu. Eine selbstbewusste Frau mit einem gesunden Selbstwertgefühl verliert sich nicht an einen Mann.

Deshalb ist es für diese Frauen auch kein Problem, eine Weile allein zu leben. Viele Frauen entdecken, wie befriedigend und unkompliziert es ist, allein zu leben. Sie wollen es genießen und ausleben. Und deshalb suchen sie einen Mann oft nur noch als zeitweiligen Begleiter zu bestimmten Anlässen und für gewisse Stunden.

Wenn eine Frau früher fremdging, musste sie immer damit rechnen, schwanger zu werden. Weder gab es sichere Mittel zur Verhütung, noch konnte ein Fötus ohne Gefahr für Leib und Leben abgetrieben werden. Engelmacherinnen schädigten eine Frau manchmal für ihr ganzes weiteres Leben, oder Frauen starben nach einer Abtreibung.

Weil das Risiko immer bei ihr lag, war die Frau praktisch ständig unter Kontrolle. Zwar konnte dem eigenen Mann, sofern sie mit ihm schlief, das Kind eines anderen Mannes untergejubelt werden, doch wenn so ein Kind größer wurde, wunderte man sich bisweilen, dass es optisch und charakterlich so anders war als die anderen. Eine Frau lief ständig Gefahr, aufzufliegen und in unerwünschte Situationen zu kommen.

Heute wäre ein Kind von einem anderen als dem eigenen Partner höchstens ein Trennungsgrund. Oder auch nicht. Frauenärzte wissen, wie oft es vorkommt, dass eine Frau nicht genau weiß, von wem das Kind ist, das sie erwartet. Ist es nicht gerade das Kind eines Mannes mit anderer Hautfarbe, so fällt ein solcher Betrug oft ein Leben lang nicht auf. Und selbst wenn es ans Tageslicht kommt, wird heute keine Frau mehr ins gesellschaftliche Abseits geschoben, so wie das früher der Fall war.

Mit der Erfindung der Pille fand eine Revolution statt. Die Pille machte die Frau in einem Maße unabhängig, wie es heutige Frauen, die damit großgeworden sind, vielleicht gar nicht mehr richtig einschätzen können. Heute gehört sie selbstverständlich dazu, wenn ein Mädchen mit einem Jungen ohne unerwünschte Folgen schlafen zu will.

Die Pille machte endlich die Kontrolle einer Schwangerschaft möglich. Frauen konnten sich ausleben, so wie es vorher nur die Männer konnten. Heute ist es selbstverständlich, dass eine Frau Sex hat, mit wem sie möchte. Vor hundert Jahren gingen die Frauen auf die Straße und demonstrierten für Geburtenkontrolle. Wer heute schwanger wird, hat es so gewollt oder in Kauf genommen. Bewusst oder unbewusst. Und so bekommen erwachsene und verantwortungsvolle Frauen heute in der Regel hauptsächlich gewollte Kinder.

Dass sie es selbst in der Hand haben zu kontrollieren, ob sie ein Kind wollen oder nicht, macht Frauen in einem Maße frei, wie es Jahrtausende unmöglich war. Einher mit dem Gebrauch der Pille ging auch eine Veränderung der gesellschaftlichen Beurteilung von Frauen, die mit einem anderen als dem eigenen Mann Sex haben wollten. Es interessiert außer den Betroffenen niemanden mehr wirklich.

Heute ist es selbstverständlich, mit einem Mann aus purer Lust am Sex ins Bett zu gehen. So wie Männer es seit Jahrtausenden gehalten haben, machen Frauen es heute auch. Ohne Angst vor den unerwünschten Folgen. Sex wird heute sogar dem Fun-Bereich zugeordnet. Obwohl man dem, in den man gerade verliebt ist, treu ist, sucht man sich, sobald sich eine gefühlsmäßige Flaute einstellt, doch einen neuen Partner – diskret oder offen –, mit dem es im Bett wieder richtig Spaß macht. Und das geht heute häufig von der Frau aus – weil es ohne Folgen möglich ist. So hat neben der Emanzipationsbewegung auch die Pille viel zur Befreiung und Selbstbestimmung der Frau beigetragen.

Miriam (37), verheiratet, ein Liebhaber

Ein Mann reicht Frauen heute nicht mehr. Eine Frau braucht mehrere Männer. Das kann ich bestätigen. Ich bin seit 1984 verheiratet. Zusammen bin ich mit ihm, seit ich 19 war. Mein Mann ist der richtige Partner für mich, das meine ich bis heute. Er ist ein guter Typ, ein fantastischer Ehemann, er sieht gut aus, ist einfach perfekt für mich.

Im Bett wird natürlich im Laufe der Jahre vieles Routine. Das bleibt nicht aus, obwohl ich sagen muss, bis heute schlafe ich gerne mit ihm. Zwischendurch hatten wir natürlich auch Krisen. Eine Krise kam, als ich 37 wurde. Da war ich an einem Punkt angekommen, wo ich dachte, das kann doch noch nicht alles gewesen sein.

Früher, als wir noch kein Kind hatten, bin ich auch mal fremdgegangen. Aber seit meine Tochter da ist, habe ich darauf verzichtet. Als ich dann in meine Krise kam, bin ich auch nicht bewusst auf Suche gegangen. Ich stand eines Tages zufällig auf einem Straßenfest und hörte hinter mir eine Männerstimme. Sie gehörte dem Partner einer Bekannten von mir. Wir kamen ins Gespräch und sahen uns dann immer wieder mal, bei Bekannten oder Freunden. Er gefiel mir. Irgendwann war das Eis gebrochen, und es kam zu einer Liebelei. Wir haben uns ein Jahr lang regelmäßig getroffen. Er wurde mein Geliebter. Ich habe seine Rolle übrigens immer so gesehen, mich selbst habe ich nie als Geliebte bezeichnet.

Was der Witz war: Als ich fremdging, bekam ich wieder Interesse an meinem Mann. Wir haben uns beide immer geliebt, was nur bisweilen auf der Strecke geblieben war,

war die Lust. In meinen Geliebten war ich kurzzeitig verliebt, und das ging ein Jahr. Nach so langer monogamer Zeit mit meinem Mann, war das eine völlig neue Erfahrung. Dieses Kribbeln im Bauch, das ich jahrelang nicht mehr hatte. Es war aufregend und eine Abwechslung.

Wenn ich ihn heute sehe – und ich habe ihn erst vor ein paar Tagen gesehen –, dann verstehe ich mich nicht mehr. Na gut, aber damals war es toll. Wir haben bis heute Kontakt, und weder seine Frau noch mein Mann wissen etwas. Mein Mann hat sich nur gewundert, dass ich plötzlich wieder Lust auf ihn hatte.

Kurze Zeit später ging ich beruflich für ein Jahr nach Hamburg, wo ich eine Liebe mit einem sehr viel jüngeren Mann anfing. Das war auch eine interessante Erfahrung, aber es war klar, dass so was nicht von Dauer ist. Danach habe ich schließlich meinen jetzigen Geliebten kennen gelernt. Besser gesagt, kennen gelernt hatte ich ihn schon, bevor ich nach Hamburg gegangen bin. Der Mann ist prominent, Schauspieler, und lebt in Frankfurt. Er dreht in Hamburg, München, Berlin, und da ich beruflich viele Dienstreisen mache, kann ich ihn regelmäßig treffen. Er hat keine feste Partnerin, so dass ich manchmal auch zu ihm nach Hause fahre.

Was diese Nebenbeziehung jetzt auf Dauer für mich ausmacht, weiß ich nicht so genau. Mein Freund ist ein guter Typ. Ich mag ihn, aber ich bin weit davon entfernt, ihn zu lieben. Er sieht anders aus, fühlt sich anders an und riecht anders als mein Mann. Vielleicht ist es das. Es geht mir dabei auch nicht um die Bettgeschichte. Vielleicht ist es tatsächlich nur die Abwechslung. So ein bekannter Schauspieler hat natürlich auch ein bisschen Glamour. Er nimmt mich manchmal mit zu Filmpremieren, zu den Promipartys, und das genieße ich. Es ist einfach eine andere Welt. Das Kontrastprogramm zu meinem Mann, der bodenständig, stabil, ruhig und besonnen ist. Ich dagegen breche gerne mal aus der gewohnten Rolle aus.

Ich habe meinen Geliebten jetzt drei Jahre, und das könnte eine Never-ending-story werden. Mit diesem Zustand könnte ich alt werden. Mit meinem Mann ist Alltag, mit meinem Geliebten Sonntag. Wir treffen uns ganz unterschiedlich oft. So sechs- bis achtmal übers Jahr verteilt. Wir sehen uns bei Events, aber wir machen uns auch schöne gemütliche Wochenenden mit lange schlafen, kuscheln, mittags frühstücken. Über Gefühle reden wir nie. Wir gehen essen, verbringen unsere Freizeit miteinander, sehen uns ja auch oft in schicken Hotels. Es ist wirklich das Kontrastprogramm zu meinem Mann, das mich reizt.

Ich will meinen Mann nicht austauschen. Auf keinen Fall. Ich will nur eine Ergänzung. Die Abwechslung ist es. Ein schlechtes Gewissen hatte ich keine Sekunde. Ich nehme ja keinem etwas weg. Ich bereichere nur mein Leben, ohne jemanden zu kränken oder zu verletzen. Ich habe mich manchmal gefragt, was wäre, wenn mein Mann von meinem Geliebten erfahren würde. Das kann ich mir nicht vorstellen. Ich weiß auch nicht, wie er reagieren würde. Aber das ist wahrscheinlich abwegig für ihn, vielleicht will er so was auch gar nicht wissen. Ich glaube nicht, dass er mich betrügt. Und wenn, dann würde er es wahrscheinlich genauso wenig zugeben wie ich. Ich würde das nämlich erst mal glatt abstreiten. Ich würde es auch nicht wissen wollen. Wenn er eine Geliebte hätte, müsste er es nicht sagen. Ich gehe mal davon aus, dass ich das schnell merken würde. Männer sind in der Beziehung ja viel dämlicher als Frauen und haben nicht so eine gut ausgeprägte Intuition. An seiner Stelle hätte ich mir längst Gedanken gemacht. Tut er ja vielleicht auch. Er hat dann aber nicht den Drang, dahinterzukommen. Vielleicht haben wir ja auch ein stillschweigendes Arrangement. Oder er traut mir so eine Abgebrühtheit gar nicht zu.

Unter Frauen ist man heute in dem Fall übrigens überaus solidarisch. Meine Freundinnen gönnen mir mein Vergnügen, und sie geben mir auch immer Rückendeckung. Ich kann sie als Alibi benutzen. Die wünschen mir viel Spaß und amüsieren sich, wenn ich berichte.

Frauen haben einen großen Anteil an dem, was wir heute als »serielle Monogamie« bezeichnen. Das bedeutet, einen Mann zur Zeit, aber mehrere hintereinander. Dass Frauen ihre Individualität ausleben, führt dazu, dass sie häufig mehrere Partner im Laufe ihres Lebens haben. Dazu haben die Frauenbewegung und das geänderte Scheidungsrecht einiges beigetragen.

Frauen sind heute berufsorientiert. Die Zeiten des Heimchens am Herd sind vorbei. Kinder, Küche, Kirche sind kein erstrebenswertes Lebensziel mehr. Neuere Umfragen belegen – und zwar europaweit –, dass die meisten Frauen, selbst wenn sie Mütter geworden sind, eigenes Geld verdienen wollen. Frauen verbinden mit Selbstverwirklichung und Lebensqualität die Möglichkeit, einem Beruf nachzugehen. Auch etwas anderes hat sich verändert: Nur noch 25 Prozent aller männlichen Arbeitnehmer verdienen so viel, dass sie Alleinverdiener für die Familie sein können. Das bedeutet: Mütter müssen berufstätig bleiben, um hinzuzuverdienen. 50 Prozent aller Mütter gehen einer aushäusigen Arbeit nach. Das engt den Raum für Partnerschaft und Familie ein. Die Angleichung der Geschlechterrollen, der Umbruch jahrtausendealter Verhältnisse und das neue Selbstverständnis von Frauen stehen festen lebenslange Bindungen früheren Zuschnitts entgegen.

Frauen haben heute die Wahl. Nichts zwingt sie mehr, bei einem Partner auszuharren, unter dem sie leiden. Wo allerdings die sinnvollen Kompromisse aufhören und sinnloses Leiden beginnt, ist oft nicht auszumachen. Wertmaßstäbe setzt eine Gesellschaft, die wir als Medien- und Fungesellschaft bezeichnen. Es wird suggeriert, dass wer sich richtig verhält, wer den richtigen Partner gefunden hat, glücklich ist. Wenn wir es nicht sind, machen wir also etwas falsch. Und das ist häufig der Anlass, die Beziehung in Frage zu stellen. Längere Unzufriedenheit ist Grund genug, sich zu trennen.

In vielen Fällen ist eine Trennung gerechtfertigt. Es kommt aber auch häufig vor, dass Paare sich trennen, ohne vorher um die Beziehung zu kämpfen. Unstrittig ist, dass wesentlich mehr Frauen die Scheidung einreichen oder sich aus wilden Ehen lösen als Männer. Das heißt, Frauen erlauben sich im Laufe ihres Lebens nicht nur mehrere Männerbeziehungen gleichzeitig, sondern nehmen sich auch das Recht, Partner zu verlassen und neue zu suchen, wenn die Zweierkiste in Dauerfrust ausartet.

Wir leben in einem offenen Markt der Beziehungen, wo Zweisamkeit ein Verfallsdatum bekommen hat. Die Partnerschaft auf Widerruf wird mehr und mehr zur Normalität. Beziehung ist heute Privatsache und lässt sich nicht mehr durch Kirche oder Staat kontrollieren und sanktionieren, wie es früher der Fall war.

Frauen wollen emotional geprägte Partnerschaften, wollen Männer, die über ihre Gefühle und die Partnerschaft reden. Und es sind Frauen, die heute ihre verschiedenen Lebensabschnitte und die damit verbundenen Entwicklungsaufgaben bewusst vollziehen und feststellen: Der Partner aus der ersten Lebenshälfte passt nicht mehr zur Lebensmitte. In der Lebensmitte sind ganz andere Entwicklungsschritte zu vollziehen als in der Zeit der Existenzsicherung und des Kinderaufziehens. Und so haben Frauen maßgeblichen Anteil daran, dass es im Laufe des Lebens verschiedene Partner gibt.

Vor allem Frauen haben die neuen Formen von Partnerschaften gesucht. Kaum eine berufstätige Frau mit eigener Wohnung ist heute noch bereit, dem Mann nach der Arbeit die Socken und Unterwäsche wegzuräumen und die Wäsche zu waschen oder das Essen zu kochen. Frauen sind heute berufs- und karriereorientiert und erwarten zu Recht vom Mann, dass er die Organisation seines Alltags allein übernimmt. Und so sind nicht zuletzt aufgrund von Forderungen der Frauen Formen des Zusammenlebens entstanden wie das, was Soziologen »Living-apart-together« nennen. Man lebt eine Partnerschaft, aber in getrennten Wohnungen. Diese Form kommt vor allem den Bedürfnissen der Frau entgegen. Sie kann sagen, mir ist es egal, wie es bei ihm aussieht. Damit muss er selbst klarkommen.

Auf die Entwicklung der Individualisierung und die Pluralisierung der Lebensstile hat das Berufsleben einen großen Einfluss. Wer voll berufstätig ist, wer weiterkommen will, muss flexibel sein. Er muss versetzbar sein. Von Stadt zu Stadt und von Land zu Land. Zu keiner Zeit ging der Wandel schneller vonstatten als heute. Die gesellschaftliche Realität verändert sich in kurzfristigem Turnus. Globalisierung, Mobilität und Flexibilität sind die Schlagworte der heutigen Zeit. Und so entstehen zwangsläufig Belastungen für Partnerschaften, die es früher nicht gab. Heute sind der unabhängige Kosmopolit und die unabhängige Kosmopolitin gefragt. Die Welt ist ein globales Dorf geworden, und jeder soll überall einsetzbar sein. Das hat für Frauen heute den gleichen Reiz wie für Männer.

Männer, die sich den Karrieremöglichkeiten ihrer Freundin oder Frau in den Weg stellen, laufen Gefahr, verlassen zu werden. Umgekehrt ist es genauso. Ein Mann, der zu viel in der Welt herumreist, läuft Gefahr, dass seine Partnerin sagt: Mach das allein, ich bleibe hier.

In einer so wechselhaften Welt, die keine Orientierung an festen und allgemeingültigen Werten und Normen bietet, kommt und geht die Liebe. So wie nichts mehr konstant ist, ist es die Liebe auch nicht. Wir haben die Qual der Wahl nicht nur zwischen Partnern, sondern auch zwischen Lebensformen. Und bei jedem fragen wir uns: Ist er der Beste? Ist er der Richtige? Haben wir wirklich schon das Optimum erreicht, oder gibt es noch einen besseren? Es fehlt an Vorbildern. Traditionen sind überholt. Wir suchen. Einerseits ist es gut, suchen zu können, bis es wirklich stimmt und passt. Andererseits führt es auch zu Verunsicherung.

Einerseits haben wir in uns die Sehnsucht nach Geborgenheit und Sicherheit in einer zuverlässigen Partnerschaft. Wir sind auf der Suche in der Hoffnung auf die ganz große Liebe. Andererseits wissen wir, dass es sie nicht gibt, dass nach ein paar Jahren immer der Lack ab ist. Also versuchen gerade wir Frauen unsere neu gewonnene Freiheit, die Möglichkeit, uns selbst zu verwirklichen und zu entfalten, zu nutzen und auszuleben. Dadurch entstehen natürlich Spannungsfelder und Konflikte mit Männern, die nicht immer ausdiskutiert oder toleriert werden können. Nehmen die Probleme überhand, muss ein neuer Partner mit größerer Akzeptanz her. Im Zeitalter der Individualisierung verschwimmen die Konturen von Partnerschaft.

Nicht zuletzt dank weiblicher Entfaltung ist eine Beziehungsvielfalt entstanden wie nie zuvor. Je nach aktuellem Lebensschwerpunkt wechseln Frauen innerhalb ihrer vielen Möglichkeiten: verheiratet, Single, mit und ohne Kinder, zusammenlebend oder in getrennten Wohnungen, in der gleichen Stadt oder als Fernbeziehung, allein erziehend oder als Patchworkfamilie, homo- oder heterosexuell.

Berücksichtigt man, dass bei unserer hohen Lebenserwartung das Partnerschaftsleben sechzig Jahre oder länger dauern kann, die christliche Ehe aber erfunden wurde, als die meisten Frauen mit 40 im Kindbett starben, wird klar, dass ein einziger Mann im Leben einer Frau – bei der geforderten Rollenvielfalt und der rasanten gesellschaftlichen Entwicklung –, eher unwahrscheinlich ist. Und so ist moderne Zweisamkeit geprägt von Versuch und Irrtum. Von Ver- und Entlieben.

Es geht darum, widersprüchliche Sehnsüchte unter einen Hut zu bekommen. Denn dass es in Frauenleben mehrere Männer hintereinander gibt, ist auch eine Antwort auf Scheinheiligkeit, Verlogenheit, verkrustete Strukturen und falsch verstandene Dominanz und Machtausübung von Männern.

Anna (39), zweimal geschieden, ein Freund

Für mich ist schon deshalb ein Mann nicht genug, weil sich mein Verhältnis zu Männern in jeder Lebensphase verändert hat. Ich bin konservativ erzogen worden, und in jungen Jahren habe ich – obwohl ich selber beruflich erfolgreich war, immer so etwas wie einen Versorger gesucht. Da ich mir Kinder gewünscht habe, habe ich die Vorstellung gehabt, dass ich einen Mann brauche, der zumindest für einige Jahre bereit und fähig ist, die Familie zu ernähren. Ich habe von einer kleinen Familie geträumt und konnte mir gut vorstellen, für eine Weile zu Hause zu bleiben.

Mein erster Mann entpuppte sich dann als ewiger Student. Wir lernten uns im Studium kennen, ich jobbte nebenher in einem Büro. Während ich irgendwann meine Prüfungen abgelegt hatte und als Juristin arbeitete, schob mein Mann sein Abschlussexamen Semester um Semester hinaus. Um Geld hinzuzuverdienen, fuhr er Taxi. Ich habe das jahrelang mitgemacht. Meinen Kinderwunsch vor mir hergeschoben.

Als ich Richterin am Landgericht wurde und mein Mann mir wieder eine Verzögerung seines Studienabschlusses mitteilte, hatte ich die Nase voll. Ich trennte mich von ihm. Durch sein ewiges Studieren hatte unsere Partnerschaft mehr und mehr gelitten. Wir stritten viel, und unsere Liebe war auf der Strecke geblieben.

Meine biologische Uhr tickte. Ich wollte unbedingt einen Vater für mein Kind oder meine Kinder. Zwar hätte ich auch allein erziehende Mutter werden können, aber meine Vorstellung ging in Richtung Familie. Ich suchte den idealen Versorger. Das war eine Phase, wo ich ziemlich viele Kompromisse bei Männern machte. Im Nachhinein denke ich, das hätte ich nicht tun sollen. Ich wurde irgendwie wahllos und panisch aus Angst, dass sich mein Familienwunsch nicht mehr verwirklichen würde. Wie stigmatisiert teilte ich die Männer in Kategorien ein. Nach dem Schema: Kommt er als Vater meines Kindes in Frage oder nicht? Kann er uns versorgen oder nicht? In der Phase lernte ich meinen zweiten Mann kennen. Er war ein erfolgreicher Anwalt. Wir kannten uns ein halbes Jahr, da wurde ich schwanger. Mein Ziel war erreicht. Nachdem mein Sohn geboren war, heirateten wir. Ich nahm drei Jahre Mutterschaftsurlaub.

Was ich nie erwartet hätte: Mir fiel zu Hause die Decke auf den Kopf. Und ich entdeckte in der Zeit noch etwas anderes: Mein Mann ernährte uns zwar, aber das war auch alles. Weder empfand ich ihn als guten Vater – dafür hatte er viel zu wenig Zeit –, noch stellte er sich als unterstützender Ehemann heraus. Die Fassade nach außen stimmte, aber sonst nichts. Ich war tief enttäuscht. Zwar hatte ich mein ersehntes Kind und saß als Familienmutter zu Hause, doch der Mann ging hinaus ins Leben. Ich gestand mir ein, dass ich zu sehr auf Äußerlichkeiten geachtet hatte. Mein Mann und ich hatten uns nicht wirklich viel zu sagen. Eigentlich sagte mir mein Mann gar nichts. Er hatte mit mir ein Kind gezeugt, und das war eigentlich schon das Ende der Gemeinsamkeiten.

Als unser Sohn kam, hätten wir, um unsere Beziehung zu stabilisieren, miteinander reden müssen. Aber wenn mein Mann abends von der Arbeit kam, signalisierte er, dass er erschöpft war und seine Ruhe haben wollte. Er war zwar bereit, mit mir über seine Mandanten und seine Fälle zu diskutieren, aber nicht über uns, unsere Erwartungen, Gefühle und Bedürfnisse. In dieser Phase hätte ich das dringend gebraucht. Er aber war dazu nicht in der Lage, und das hatte ich von Anfang an übersehen. Oder vielleicht wollte ich es nicht wahrhaben. Ich war so sehr auf meinen dringenden Kinderwunsch fokussiert gewesen, dass ich alles andere glatt übersehen hatte.

Ich ging dann wieder zurück in meinen Beruf, als mein Sohn zwei Jahre alt war. Zu Hause fühlte ich mich abgeschnitten von der Welt und vom Leben. In diesem typischen Muttitum, in dem andere Frauen aufgehen, sah ich mich nicht. Das war ich nicht. Von meinem Mann hatte ich mich entfremdet. Ich war frustriert. Er zog sich mehr und mehr zurück. Wir versuchten dann noch eine Paartherapie, aber die Distanz zwischen uns wurde tiefer und tiefer. Sie wurde durch die Therapie eigentlich sogar erst richtig sichtbar. Zwar rechnete ich meinem Mann an, dass er bereit war, mitzugehen, aber gebracht hat es uns beiden nur, dass wir erkannten, wie unterschiedlich unsere Interessen, Wünsche und Bedürfnisse waren. Die Kluft war nicht zu überbrücken.

Mein Mann wollte den Rücken frei haben für seine Karriere. Er wollte zwar den sicheren Hafen in Form von Frau und Kind, aber er wollte in die Partnerschaft nicht allzu viel investieren. Dass eine gute Partnerschaft harte Arbeit bedeutet, wollte er nicht wahrhaben. Er hatte die Vorstellung der klassischen Rollenteilung. Der Mann verdient das Geld, die Frau macht das Zuhause schön und heimelig.

Mir dagegen wurde klar, dass für mich nur eine gleichberechtigte Partnerschaft mit Teilung der Rechte und Pflichten in Frage kommt. Ich wollte einen sensiblen Mann. Einen, mit dem ich sprechen kann. Einen Mann, der mir Partner und guter Freund ist. Dem ich mich anvertrauen kann. Ich wollte mich geborgen fühlen mit meinen Gedanken und Emotionen. Heute denke ich, ich wollte einen Übermann, so etwas wie einen modernen Märchenprinzen. Einen Mann, der alles erfüllt, was ich mir von ihm wünsche. Und das gibt es nicht. Als unser Sohn fünf Jahre alt wurde, haben wir uns getrennt. Seitdem setze ich bei Männern andere Prioritäten. Ich brauche keinen Karrieremann mehr, der mich aufwertet und mir einen bestimmten sozialen Status gibt. Ich brauche auch keinen Ernährer. Ich bin gerne berufstätig, mein Sohn ist so alt, dass ich mit einer Kinderfrau klarkomme. Sein Vater nimmt ihn auch regelmäßig, und so führe ich ein Leben, das ich eigentlich nicht angestrebt habe, in dem ich mich aber eingerichtet habe und inzwischen sogar glücklich fühle.

Im Moment habe ich einen Freund. Er ist sensibel, gefühlvoll und weich. Er ist offen und kann sich mitteilen. Natürlich ist er beruflich nicht erfolgreich. Mir ist klar, dass sich das ausschließt. Aber heute ist mir wichtiger, wie er ist, nicht was er ist. Wenn wir uns sehen, fühle ich mich geborgen. Er interessiert sich für meine Empfindungen und Gefühle. Meine Gedanken kann ich ihm anvertrauen. Sie sind bei ihm gut aufgehoben. Er ist unendlich zärtlich. Während der Sex mit meinem zweiten Mann so ein schnell schnell war, alles hastig, weil er auch sonst im Leben nicht viel Zeit hat, ist der Sex mit meinem Freund langsam, voller Ruhe, ohne dass ihn etwas drängt. Und das ist überwältigend.

Heute kann ich mir solch einen Mann leisten. Dafür musste ich aber erst mein konventionelles Denken ablegen. Ich musste umdenken und Erfahrungen sammeln. Ich bin gereift und weiß heute, was ich wirklich brauche. Einen Versorger und Ernährer um den Preis, dass meine Bedürfnisse zu kurz kommen, will ich nicht mehr. Geld verdiene ich selber. Das war aber ein Erfahrungs- und Reifungsprozess bis dahin. Es war eine Entwicklung. Und ich bin froh, dass wir Frauen diese Chance heute haben und nutzen können. Ich bin froh, dass materielle Unabhängigkeit uns ermöglicht, Männer differenzierter zu sehen als früher. Wenn ich denke, ich wäre bis heute an meinen ersten oder zweiten Mann gebunden. O je. Das wäre ein hartes Leben, und wer weiß, welche Entwicklungsschritte ich da hätte vollziehen können. Ich fühle mich trotz meiner beiden Scheidungen privilegiert.

Als Frauen aktiv begannen, Männer zu verlassen, mit denen sie nicht mehr klarkamen, entdeckten sie, wie angenehm das Alleinleben sein kann. Es war nicht nur der Auftakt zur Individualisierung, sondern auch die Entdeckung: Ohne Mann im Haus fühle ich mich viel wohler. Ich putze, sooft es mir nötig erscheint, ich kann die Ordnung halte, die ich für richtig halte, ich muss keine fremden Sachen mehr waschen, bügeln und wegräumen. Oft waren es Frauen, die jahre- oder jahrzehntelang verheiratet waren und Kinder großgezogen hatten und dann sagten: »Jetzt ist Schluss. Ich spiele so nicht mehr mit. Mein Lebensinhalt besteht doch nicht darin, einen erwachsenen Menschen zu versorgen. Wie komme ich dazu, mich allein für die Drecksarbeit im Haushalt zuständig machen zu lassen.« Sie fingen an, das Dienen an Mann und Kindern zu verweigern.

Die Verweigerung, die bis dahin festgeschriebenen Rollen weiter widerspruchslos zu übernehmen, sich zu trennen oder zumindest auszuziehen hat über Jahrzehnte neue Wohnformen und Lebenskonzepte mit sich gebracht.

Dass kinderlose Paare in getrennten Wohnungen leben, was Soziologen Living-apart-together nennen, findet man heute häufig. Man sagt sich, warum zusammenziehen, wenn doch beide ein schönes Zuhause haben. Außerdem wollen viele Paare die Zeit, die sie miteinander verbringen, qualitativ hochwertig verbringen. Immer mehr Frauen sagen: Ich will morgens allein aufstehen und frühstücken. Erst wenn ich im Bad war und angezogen bin, darf er kommen. Vorher will ich niemanden da haben. Außerdem muss so jeder seinen eigenen Haushalt führen. Es gibt kein Gerangel, wer was erledigt. Hinzu kommt, dass heute niemand weiß, wie lange eine Partnerschaft hält. Wenn man eine schöne erschwingliche Wohnung hat, mag man sie nicht leichtfertig aufgeben.

Auch aus diesen äußeren Lebenskonstruktionen ergibt sich, dass Frauen ganz andere Kontakte zu Männern suchen, als das früher der Fall war. Sie sind viel freier in ihren Entscheidungen. Sie sind nicht gezwungen, einen Mann mit Haut und Haaren zu akzeptieren, sie können abstufen. Den nehme ich für dies, und der ist für das gut.

Rita (46), geschieden, mehrere Freunde und einen Liebhaber

Als ich meine beiden Kinder groß hatte, habe ich mich von meinem Mann getrennt. Wir waren zwanzig Jahre verheiratet. Wir hatten ein Haus gebaut, und ich bin lange als Vollzeitmutter bei den Kindern geblieben. Die meisten Frauen machten es in der Zeit noch so. Hausfrau zu werden, als die Kinder geboren waren, war in unseren Kreisen normal. Soweit hatte die Frauenbewegung sich noch nicht durchgesetzt. Als mein Sohn acht Jahre alt war, bin ich erst halbtags, dann ganztags wieder arbeiten gegangen. Ich bin Sekretärin.

Mein Mann, er ist Ingenieur, sah das nicht so gerne. Er hat immer gesagt, das hast du doch gar nicht nötig. Bleib doch bei den Kindern. Aber mir war schon, als die Kinder noch klein waren, die Decke auf den Kopf gefallen. Alles in allem habe ich ein ruhiges gesichertes Spießbürgerleben geführt. Mein Verhältnis zu Männern war so, wie das früher noch war. Meinem Mann war ich treu, auch als es in unserer Ehe sexuell sehr abgekühlt war. Ich habe mich darein gefügt. Ein Verhältnis wäre für mich nicht in Frage gekommen. Wir lebten in einer Kleinstadt, und das wäre aufgefallen. Außerdem, mit wem hätte ich ein Verhältnis anfangen sollen? Mit dem Briefträger? Mit dem Nachbarn? Das läuft nicht in einer kleinstädtischen Umgebung, wo jeder auf seinen guten Ruf bedacht ist und die Nachbarn schon reden, wenn man im Garten mal das Unkraut stehen lässt.

Außerdem war mein Verhältnis zu Männern durch meine Erziehung und mein Elternhaus eher verklemmt. Wenn mich bei einer Feier mal einer anflirtete, reagierte ich gehemmt.

Wieder voll berufstätig zu werden war ein großer Einschnitt in meinem Leben. Ich bekam einen Job bei einer Porzellanfirma in der nächstgrößeren Stadt, 35 Kilometer von unserem Wohnort entfernt. Mit meinem eigenen Geld wuchs auch mein Selbstbewusstsein. Es wurde zudem dadurch gestärkt, dass sich auf der Arbeit eine Freundschaft zu einer Kollegin entwickelte. Irgendwann, als die Kinder alt genug waren, fing ich an, am Wochenende mit ihr auszugehen. Sehr zum Ärger meines Mannes, dem mein wachsendes Selbstwertgefühl nicht gefiel. Da war ich 37 Jahre alt. Ich selbst stellte zu meiner Freude fest, dass ich immer weniger pflegeleicht war. Ich widersprach ihm, ich setzte immer öfter meine Ideen und Bedürfnisse durch.

Eines Abends, nach einem Ausflug meiner Firma, wo ich den ganzen Tag mit einem Kollegen geflirtet hatte, der mir schon lange gefiel, war es dann soweit. Ich ging, beschwipst und bester Laune, mit zu ihm nach Hause. Wir schliefen zusammen, und es war göttlich. Ich dachte, wieso habe ich darauf so lange verzichtet? Bin ich blöd? Es ergab sich dann ein Verhältnis. Natürlich kam mein Mann schnell dahinter. Ich war aber nicht mehr bereit, in die Eintönigkeit unserer freudlos gewordenen Ehe zurückzukehren. Schon gar nicht, mir von meinem Mann wieder alles vorschreiben zu lassen. Wir haben unsere Ehe für die Kinder noch drei Jahre aufrecht erhalten. Besser gesagt, ich habe meinen Mann noch drei Jahre ertragen. Dann bin ich gegangen. Heute sage ich: Gott sei Dank!

Ich habe mir eine eigene Wohnung gesucht und eine Therapie angefangen. Und während dieser Therapie hat sich auch mein Verhältnis zu Männern grundlegend entkrampft und verändert. Es ist lockerer geworden. Ich hatte nie wieder das Bedürfnis, mit einem Mann zusammenzuziehen. Aber ich habe ein ausgefülltes, prickelndes Sexualleben. Ich fühle mich begehrter als je zuvor. Ich habe jetzt mehrere Männer. Freunde und einen göttlichen Lover. Früher wäre ich viel zu verklemmt. Heute kann ich Männer genießen. Sie machen mir Spaß, ich liebe sie. Ich kann mit ihnen umgehen. Ich habe entdeckt, dass ich es selbst in der Hand habe, wie nahe sie mir kommen. Durch meine männlichen Freunde ist mir die männliche Welt erschlossen worden. Ich kann Männer heute besser verstehen.

Ich hatte in der Vergangenheit die ein oder andere Affäre. Aber wenn ich merke, dass ein Mann mir nicht gut tut, lasse ich die Finger davon. Das muss ich nicht mehr haben. Dafür hatte ich auch schon kurzzeitig zwei Lover auf einmal. Ich mache mich nicht mehr dafür fertig. Ich komme mir bisweilen verrucht vor und kann darüber schmunzeln. Ich genieße es, materiell unabhängig zu sein. Ich genieße es, eine eigene Wohnung zu haben. Über meine Zeit und mit wem ich sie verbringe, selbst zu entscheiden. Männer haben einen anderen Stellenwert bekommen. Früher war ich darauf angewiesen, dass mein Mann mich ernährte und Familienvater war. Heute habe ich Beziehungen zu Männern, weil ich es will und weil es mir Spaß macht. Ich brauche keinen Ernährer. Das macht mich Männern gegenüber frecher. Und ich habe den Eindruck, je unabhängiger man ist, umso reizvoller finden sie einen. Da setzt der Jagdtrieb ein. Nur, dass sie mich nicht mehr wirklich bekommen.

Auch Erotik und Sex haben einen anderen Stellenwert. Ich bin experimentierfreudig geworden. Ich habe mit Ende 30 Sachen gemacht, an die habe ich während meiner Ehe gar nicht gedacht. Dazu war ich früher viel zu verklemmt. Heute liebe ich es, wenn mir einer mit der Zunge einen Orgasmus verschafft. Himmlisch.

Meine Tochter ist sehr viel selbstbewusster, als ihre Mutter es in dem Alter war. Die jungen Mädchen sind nicht mehr so verklemmt. Sie sagen einem Jungen, wo es langgeht. Sie haben gelernt, »nein« zu sagen. Sie verhandeln. Und sie lassen sich zu nichts überreden, was sie nicht wirklich wollen. Sie sind dem männlichen Geschlecht gegenüber viel freier, als wir es je waren. Dadurch, dass alle Lebensbereiche jetzt von Männern und Frauen besetzt sind, ist das Verhältnis zueinander viel unverkrampfter. Meine Tochter hat ganz selbstverständlich Jungen und Mädchen in ihrem Freundeskreis. Wenn sie einen Jungen sehr mag, schickt sie ihm eine SMS. Die fragt ganz locker: Hast du Lust, mit mir zu gehen? Ich mag dich.

Männer und Frauen haben sich ja, was Verhalten angeht, aufeinander zu entwickelt. Zum Vorteil für die Frauen, zum Nachteil für die Männer. Denn was die Frauen hinzugewonnen haben, mussten die Männer abgeben. Damit müssen Männer sich erst mal zurechtfinden. Nicht einfach. Manchmal tun sie mir leid in ihrer Verunsicherung.

Was Partner angeht, sind Frauen heute sehr anspruchsvoll geworden. Es reicht ihnen nicht mehr, versorgt zu sein. Der Mann an ihrer Seite soll Liebhaber, Freund, Partner, Begleiter sein, bereit, über Gefühle zu sprechen, und willens, auf seine Frau einzugehen. Frauen wollen sich von ihren Partnern verstanden fühlen, sie wollen gleichzeitig ihre Bedürfnisse ausleben.

Da die Bedürfnisse sich in den verschiedenen Lebensphasen ändern, ändern sich auch die Ansprüche an den Mann. Frauen bleiben nicht mehr um jeden Preis bei einem Partner. Hat man sich auseinandergelebt, ist es heute oft die Frau, die eine Beziehung beendet. Oder sie bleibt und arrangiert sich mit einem Liebhaber.

Frauen und ihre Liebhaber

– Petra ist seit zehn Jahren verheiratet. Ihre Ehe dümpelt nur noch so dahin. Sie hat seit zwei Jahren einen Lover. Er ist Single. An Trennung denkt Ingrid nicht, denn sie will ihren zwei Kindern, 7 und 10 Jahre alt, nicht die Familie zerstören. »Ich arrangiere mich. Früher hatte ich das Gefühl, ich komme immer zu kurz. Jetzt genehmige ich mir schöne Stunden, und das hilft mir über manches hinweg. Mein Freund akzeptiert das. Er ist beruflich sehr engagiert und hat für eine feste Bindung keine Zeit.«

– Beate ist seit drei Jahren solo. Sie hat eine rasante berufliche Karriere hingelegt und kaum Zeit für ein Privatleben. Sie bedient sich über eine Seitensprungagentur und hat wechselnde Liebhaber. »Auf Sex möchte ich auf keinen Fall verzichten. Ich habe aber nach meiner letzten Liebe nicht mehr die geringste Lust auf so etwas wie eine verbindliche Partnerschaft. Ich nehme mir, was ich brauche, und lebe allein. Für mich zur Zeit das perfekte Arrangement.«

– Helga ist seit zwölf Jahren verheiratet. Sie hat seit sieben Jahren ein Verhältnis mit einem ebenfalls verheirateten Mann, der in einer anderen Stadt wohnt. »Mit meinem Mann schlafe ich schon lange nicht mehr. Aus unserer Beziehung ist Freundschaft geworden. Ich würde mich aber nie von ihm scheiden lassen, denn wir harmonieren im Alltag gut. Nur der Sex ist auf der Strecke geblieben. Was mir fehlt, hole ich mir bei meinem Liebhaber. Wir treffen uns etwa viermal im Jahr.«

Immer mehr moderne Frauen beschreiten in Sachen Liebe unkonventionelle Wege. Vor allem, wenn sie nicht vorhaben, eine Familie zu gründen oder wenn sie die Familienphase oder eine Ehe hinter sich haben. Fantasievoll und kreativ gehen sie mit Liebhabern und Arrangements um. So wie sie Haushalt, Beruf und Kind unter einen Hut bringen, managen sie auch Lover, Seitensprünge und Doppelleben, werden Geliebte oder haben einen Geliebten, und sie haben Freunde. Sie sagen selbstbewusst: »Nur ein Mann? Reicht mir nicht!«

Die meisten Frauen haben heute vielfältige Beziehungserfahrungen. Häufig sind ihre Partnerschaften am Alltag zerbrochen. Darum wollen Frauen jetzt ohne den Alltagsfrust genießen. Seine Socken waschen, seine Hemden bügeln, sein Bett machen und seine Klamotten wegräumen? Nein danke! Abends einen Dauergast vorm Fernseher sitzen haben? Nein danke! Viele Frauen wollen heute beides: ihr ausgeprägtes Eigenleben pflegen und trotzdem eine Art

Partnerschaft. Aber wohldosiert. Sie wissen aus Erfahrung, dass das Zusammenleben die Erotik gefährdet. Den Ehetrott müssen sie nicht noch mal erleben.

Die moderne Frau möchte sich vergnügen, solange sie Lust dazu hat, und ansonsten findet sie, dass ihr Leben ihren Lover nichts angeht. Das ist häufig der Versuch, einen Teil der freien, heiteren, spielerischen Verliebtheitsanfänge zu retten, in die Länge zu ziehen. Was bietet sich da besser an als ein verheirateter Mann?

Bis vor einigen Jahren galt es als selbstverständlich und normal, dass Männer sich Sex holen, wo es ihnen beliebt. Dass Frauen bisweilen auch den geraden Pfad der Tugend verlassen, war bekannt, aber gesellschaftlich nicht akzeptiert. Im Patriarchat musste eine Ehefrau sogar noch mit der Todesstrafe rechnen, während der Hausherr es ungestraft mit jeder Magd treiben durfte. Die allein lebende Frau, die einen Liebhaber hatte, galt als Flittchen. Das gesellschaftliche Klima hat sich geändert. Während der bürgerlichen Revolution ist die Ungleichheit – zumindest gesetzlich – abgebaut worden. Die Frauenbewegung, die Angleichung der Geschlechter und das veränderte weibliche Selbstverständnis haben dazu geführt, dass Frauen sich auch in diesem Bereich die gleichen Rechte nehmen wie der Mann. Heute gehen Frauen genauso selbstverständlich fremd wie Männer. *TV neu* berichtete kürzlich: »Fast jede zweite deutsche Frau ist schon mal fremdgegangen.«

In Zeiten der schnellen Veränderung und Unübersichtlichkeit hat sich auch die Auffassung von Treue gewandelt. Heute ist man seriell monogam. Evolutionsforscher wissen längst, dass Fremdgehen in der Natur des Menschen liegt. Es ist unser biologisches Erbe aus der Steinzeit. Hatte bisher ein starkes kulturelles Reglement – durch das Korsett der lebenslangen Ehe – zu relativer Monogamie geführt, so hat sich dies in einer Zeit, wo alle Tabus und Schranken fallen, wo alles möglich geworden ist, verändert. Der Mann – so sagen Evolutionsforscher – sei allerdings aufgrund seiner biologischen Fakten von seiner Psyche her anders strukturiert als die Frau. Deshalb gehen etwa 10 Prozent mehr Männer als Frauen fremd, und sie tun es aus anderen Gründen, aber die gesellschaftlichen Faktoren haben in gewisser Weise für einen Ausgleich gesorgt.

Der österreichische Therapeut Walter Hoffmann bestätigt, dass in den Industrieländern die meisten Männer und Frauen untreu sind. »Der Mensch ist nicht monogam, sondern wird von unserer Kultur dazu gezwungen. Es ist normal, dass der sexuelle Reiz am Partner irgendwann nachlässt. Das führt dazu, dass die Menschen mit der Zeit fremdgehen.« Er vermutet: »Etwa zwei Drittel begehen sicher Seitensprünge, die Dunkelziffer ist wahrscheinlich noch höher. Ich glaube, dass die Zahl der Menschen, die noch nie einen Partner betrogen haben, im einstelligen Bereich liegt.« Dass guter Sex heute einen so hohen Stellenwert hat, trägt sicher mit dazu bei.

Auch die Münchener Diplom-Psychologin Dorothea Böhm sagt: »Monogamie ist tatsächlich weder angeboren noch einklagbar. Niemand, auch nicht ein strenger Moralist, ist gegen einen Seitensprung gefeit.« Kein Mensch könne sich wirklich dagegen wappnen, dass die Partnerin/der Partner fremdgehe.

Fest steht: Ein Seitensprung zu sein oder ihn zu machen ist für eine Frau heute ebenso attraktiv und verlockend wie für einen Mann. Die Frauenzeitschrift *Cosmopolitan* hat eine Untersuchung in Auftrag gegeben. Sie kommt zu dem Ergebnis: 72 Prozent der Frauen wünschen sich eine außereheliche Affäre und 83 Prozent der Männer. Was das Träumen angeht, gleichen sich Männer und Frauen immer mehr an. Aber auch in der Realität. Und so wächst die Zahl der Frauen, die es tatsächlich tun: laut *Cosmopolitan* 70 Prozent Männer und bereits 60 Prozent Frauen. Die Dunkelziffer dürfte im Übrigen hoch sein, weil Frauen diskreter sind.

Der Mehrzahl der Frauen geht es dabei nicht primär um Sex und Selbstbestätigung, sondern um die Erfüllung bestimmter Sehnsüchte. Es muss normalerweise gefunkt haben, ehe eine Frau sich mit einem Mann einlässt. Eine Studie der Gesellschaft für Rationale Psychologie (*News* 25.3.1999) schreibt:

- 60 Prozent der Frauen sind in ihren Lover verliebt
- 44 Prozent fühlen sich mit einer Affäre glücklicher
- 35 Prozent fühlen sich endlich wieder begehrenswert
- 29 Prozent glauben, ein Seitensprung tut ihrer Beziehung gut
- 22 Prozent fühlen sich wieder selbstsicherer
- 11 Prozent fühlen sich wieder attraktiv.

Warum Frauen fremdgehen, hat die Studie auch untersucht: Es geht meistens um Gefühle: um Liebe, um Nähe, Zuneigung und Zärtlichkeit. Frauen, die ihren Mann betrügen, finden bei ihrem Liebhaber das, was sie zu Hause vermissen. Meist ist es das Gefühl, vernachlässigt zu werden, was Frauen in fremde Arme treibt. Zu Hause fühlt sie sich oft ausgenutzt, reduziert auf die Verantwortung für den reibungslosen Ablauf des Haushaltes und des Alltages. Ihre Bedürfnisse sind meist auf der Strecke geblieben. Sie fühlen sich nicht mehr begehrt und geliebt. Ihr Eheleben empfinden sie oft als langweilig und lieblos.

Ist der Mann nicht selbst schuld, wenn er in der festen Partnerschaft zum desinteressierten Langweiler mutiert? Die Studie fand noch folgendes heraus:

- 42 Prozent der Frauen gehen fremd, weil sie sich danach sehnen, begehrt zu werden
- 33 Prozent tun es, weil sie sich neue aufregende Erfahrungen wünschen
- 30 Prozent empfinden ein Bedürfnis nach Abwechslung
- 29 Prozent reizt der eigene Mann nicht mehr
- 22 Prozent der Frauen sind neugierig
- 20 Prozent fühlen sich einsam in ihrer Zweisamkeit
- 16 Prozent klagen über einen lieblosen Mann.

Auch die Zeitschrift *Eltern* hat in einer Umfrage festgestellt, dass jede zehnte Frau in Deutschland sich beim Routinesex mit ihrem Mann langweilt. Jede fünfte Frau beklagt sogar, dass ihr Mann nicht mehr um sie wirbt, ihr kaum noch Aufmerksamkeit schenkt. Die amerikanische Ehetherapeutin Wendy Dennis schreibt: »Im Schnitt betrügen Frauen ihren Ehemann nach den ersten vier Ehejahren. Sie sind dann derart frustriert vom Ehealltag, dass sie sogar den ersten Schritt machen, um einen Liebhaber zu erobern. 57 Prozent der fremdgehenden Frauen treffen ihren Lover am Arbeitsplatz."

Zur neuen Rolle der Frau in diesen Konstellationen sagt die Mannheimer Psychologin Dr. Doris Wolf: »In der Rolle der Langzeit-Geliebten landen meist nach konservativen Vorstellungen erzogene Frauen, die es gewohnt sind, Kompromisse zu schließen. Frauen mit zwei Männern sind dagegen mehr Individualistinnen, die nicht im patriarchalischen Sinne aufgewachsen sind.« (*Journal für die Frau* 5.4.2000)

Dass Frauen nicht den reinen sexuellen Kick suchen, ganzheitlicher lieben, das Gefühl brauchen, zu lieben und geliebt zu werden, um in einer sexuellen Beziehung Befriedigung zu finden, ist sicher der Grund dafür, dass sie von Callboys wesentlich weniger Gebrauch machen als Männer von der Möglichkeit, ins Bordell zu gehen. Aus dem gleichen Grund bevorzugen Frauen weniger den One-nightstand als die länger andauernde Affäre. Nur 41 Prozent der Frauen können sich für den Mann für eine Nacht begeistern, dagegen sind es 73 Prozent der Männer.

Cosmopolitan berichtet:

- 40 Prozent der außerehelichen Partnerschaften dauern zwei bis fünf Jahre
- 22 Prozent halten etwa ein Jahr
- 35 Prozent dauern bis zu sechs Monaten
- 3 Prozent dauern nur einen Monat.

Die Frau von heute tut ohne schlechtes Gewissen, was der Mann sich schon lange leistet. Und sie tut es geschickter und diskreter als der Mann. Frauen sind bessere Geheimnisträger und viel erfinderischer in der Organisation ihres Liebeslebens. Während der Mann sich häufig plump erwischen lässt, legt die Frau geschickt falsche Fährten und hält sich so nicht selten einen Dauerliebhaber. Manche führt jahrzehntelang ein Doppelleben. Die Gründe dafür liegen vor allem in der weiblichen Sozialisation. Frauen werden dazu erzogen, Kompromisse zu machen. Sie sind fantasiebegabter und ausgeklügelter als Männer. Frauen können auch besser planen. Sie sind zudem flexibler und schaffen den Spagat zwischen verschiedenen Beschäftigungen leichter als Männer. In unserer schnelllebigen anspruchsvollen Gesellschaft müssen sie in so vielen Rollen zu Hause sein, dass das Planen von heimlichen Dates eine Kleinigkeit für sie ist.

Hinzu kommt: Männer, die sich nicht mehr um das Gefühlsleben ihrer Frau kümmern, merken sowieso nicht so schnell, dass etwas im Busch ist, und da Männer sowieso nicht zum Grübeln neigen und in der Regel argloser sind als Frauen, entgeht ihnen vieles.

Es sind nicht nur die modernen Amazonen, die sich zwei Männer gönnen. Auch ansonsten eher biedere Frauen akzeptieren ihre Affäre als das, was es ist: ein Arrangement unter bestimmten Bedingungen, um Bedürfnisse nach Liebe, Sex und Selbstbestätigung zu erfüllen.

Auch die Bewertung weiblicher Rollen hat sich verändert. In früheren Zeiten zehrte die klassische Geliebte von der Hoffnung: »Irgendwann gehört er mir.« Mitleid war ihr sicher, wenn er sich nicht entscheiden konnte. Die heutige Geliebte, die unter ihrem Geliebtenstatus leidet, muss sich eher fragen lassen, was mit ihr los ist, dass sie sich in einen besetzten Mann verliebt hat. Warum sie sich keinen genommen hat, der frei ist. Im Zeitalter der Psychotherapie geht es in solchen Fällen eher darum, sich selbst auf die Schliche zu kommen.

Treue ist zudem ein relativer Begriff, der immer im Zusammenhang mit der jeweiligen Zeit steht. Eine langjährige Ehefrau, die eine langjährige Nebenbeziehung mit einem verheirateten Mann pflegt, gilt heute auch als treu. Treu zu sein bedeutet nicht unbedingt, monogam zu sein. Dazu sagte der Frankfurter Paarexperte Michael Lukas Möller im Interview: »Treue ist ein Chamäleon. Von korruptester Verlogenheit – ihrer häufigsten Erscheinungsform, um aushäusige Verliebtheiten zu vertuschen – bis zur tiefsten Aufrichtigkeit im Falle der wirklich großen Liebe, kann sie so gut wie alles bedeuten. Treue ist jedes Mal zu hinterfragen.« Und weiter: »Parallel zur Aufwertung der Treue steigt fast paradoxerweise das Verständnis für die so genannte Untreue: Sie wird begriffen als Signal, das der ursprünglichen Paarbeziehung gilt. Mehr und mehr Frauen und Männer reagieren mit einer verstehenden Haltung statt mit moralischer Verdammung – im seelisch reifsten Sinn etwa so: ›Warum haben unsere beiden Unbewussten es zu diesem Zeitpunkt bewirkt, dass du dich in einen anderen verliebst?‹« (*Spiegel* 23.10.2000)

Die konstruktive seelische Arbeit an der so genannten Untreue erfolge – so Möller – in vier Schritten: Zunächst versucht der Eifersüchtige mit nagendem Schmerz zu ermitteln, welchen uneinholbaren seelischen Vorzug der neue geliebte Mensch hat. Der Verliebte erklärt daraufhin, welchen absoluten Lichtglanz der oder die neue Geliebte bietet. Dann sucht das Paar den gemeinsamen Nenner zwischen dem Schwarzpunkt und dem Lichtpunkt. Damit hat das Paar das zentrale unbewusste Thema seiner augenblicklichen Beziehung erfasst. Am Ende steht die Frage: Warum gerade zu diesem Zeitpunkt? Es ergibt sich aus diesem Prozess sowohl die Chance, nach einiger Zeit auf neuem Niveau wieder ein Paar zu werden, als auch die Möglichkeit, sich einvernehmlich zu trennen.

Andererseits betrügen betrogene Ehefrauen heute selbst. Auch die dauerhaft unter den Seitensprüngen ihres Mannes leidende Ehefrau wird seltener. Die meisten suchen lieber einen Therapeuten auf, um die Liaison ihres Mannes aufzuarbeiten, um für sich Erkenntnisse zu gewinnen und vielleicht einen Reifungsschritt zu vollziehen. Oder aber sie nehmen die Kuppel-Dienste einer Seitensprungagentur in Anspruch. Diese Agenturen sind vor einiger Zeit wie Pilze aus dem Boden geschossen und erfreuen sich eines beständig anwachsenden Zulaufs.

Frauen untereinander bestärken sich heute eher darin, sich das Leben und selbstverständlich auch das Liebesleben so angenehm wie möglich zu gestalten. Kaum eine würde noch den moralischen Zeigefinger heben. Im Gegenteil, Frauen geben sich gegenseitig Alibis und unterstützen sich an der seelischen Front: »Natürlich hast du ein Recht auf prickelnden Sex, auf Schmetterlinge im Bauch und geliebt werden. Nimm es dir und genieß es, solange du kannst.«

Inzwischen raten auch Psychotherapeuten und Psychologen zu Arrangements. So sagte der bekannte Züricher Psychotherapeut Jürg Willi in einem *Spiegel*-Interview: »Wenn die Beziehung nicht völlig destruktiv ist, rate ich Leuten über 50 oft zum Arrangement: aufgeteilte oder ganz getrennte Wohnungen, Abbruch der sexuellen Verbindung, aber man bewahrt einen gemeinsamen Freundeskreis, beide nutzen das gemeinsame Ferienhaus und Ähnliches.« (*Spiegel* 23.10.2000)

Um ein solches Arrangement nicht zu belasten, sind heute viele Paare bei ihren Affären diskret. Auch andere Psychologen und Psychotherapeuten raten inzwischen deprimierten Ehefrauen: »Lieber eine erfreuliche und geheime Affäre als Dauerfrust, der krank macht.« Statt sich mit übereifriger Ehrlichkeit gegenseitig zu verletzen, treibt man es nach dem Motto: Was ich nicht weiß, macht mich nicht heiß. Und so genehmigen sich viele Frauen nicht nur zwei Männer, sondern sagen auch zu ihrem Partner: »Falls du ein Verhältnis hast, will ich es gar nicht wissen.«

Solange die Schmetterlinge im Bauch zu spüren sind, sind die meisten von uns treu. Wenn sie sich aber verflüchtigt haben, weiß man, dass sie mit dem gegenwärtigen Partner nicht wiederkommen. Bedeutet es, dass ich ihn nicht mehr liebe? Oder heißt es nur, dass die Beziehung in eine neue Phase eingetreten ist? In eine Phase, wo es weniger um das Kribbeln im Bauch als um andere Dinge geht. Um Vertrauen und Verlässlichkeit vielleicht? Oder ist es ein Signal, dass die Partnerschaft nicht mehr stimmt? Alles ist möglich. Und wenn wir verstanden haben, dass das Leben

Anfang und Ende, Nehmen und Geben, Versuch und Irrtum bedeutet, ist es vielleicht sogar angebracht, das eine oder andere auszuprobieren.

Und so sagte C. G. Jung einst, dass zu einer guten Ehe auch gehöre, dass sich die Partner mal untreu werden dürften. Denn man könne seine größte Schuld im Leben auch versäumen. Also: Man muss sich auch mal was trauen, man darf ruhig auch mal einen Fehler machen. Das gehört zum Leben dazu.

Britta (48), lebt mit ihrem Lebensgefährten zusammen und hat einen Geliebten

Ich war vier Jahre mit Ingo zusammen, als ich Mark kennen lernte. Unsere Beziehung war sehr schön. Ingo hat nur ein großes Problem. Er ist depressiv und trinkt quartalsweise. Immer, wenn er seine schlimmen Phasen hatte, fühlte ich mich sehr einsam und allein. Ich war streckenweise mehr Babysitterin als Partnerin. Hinzu kommt, Ingo ist sehr konservativ, während ich eher linksliberal bin. Ingo verkörpert politisch eine ganz andere Welt. In gewisser Weise kann ich seine konservative Lebensart akzeptieren und auch genießen. Wir leben in einer Kleinstadt im Süden Deutschlands, wo alles seine Ordnung hat. Das brauche ich auch.

Aber mir fehlte etwas. Eine gewisse Lockerheit. Während ich 68er geprägt bin, lebe ich mit Ingo eine konservativ, kleinstädtisch-bürgerliche Partnerschaft. Eine andere Welt für mich, die ich vor Ingo nicht kannte.

Eine Gemeinsamkeit ist das Reisen. Ingo und ich reisen oft und gern. Das ist das Allerschönste mit ihm, und das sind Zeiten, wo wir eins sind. Absolut wunderbar. Die Geborgenheit und Ordnung einer Kleinstadt schätze ich durchaus, die Kontakte, die man hat, die Einladungen, die man bekommt, das gesellschaftliche Eingebundensein, das Familienleben, das in einer Kleinstadt ja nur als Paar passiert. Als Single bist du in einer Kleinstadt ziemlich aufgeschmissen.

Das bekam ich alles, und es hat mir gefallen, obwohl wir ja nicht verheiratet waren. Auch das alltägliche Leben mit Ingo ist angenehm, sofern er nicht betrunken ist. Wir vertragen uns, wir verstehen uns. Ingo ist zudem ein sehr zärtlicher Mann. Weniger ein Typ, der auf mich zukommt und mich in den Arm nimmt. Daran muss ich ihn erinnern. Aber wenn ich das tue, kommt er auch. Ich kann das als Teil seiner Persönlichkeit akzeptieren.

Ich weiß heute nicht mehr genau, ob ich noch etwas gesucht habe. Jedenfalls bin ich zu einer Tagung gefahren, und dort bin ich meinem heutigen Verhältnis – meinem Schatz – begegnet. Ich habe mich auf dieser Tagung sehr wohl gefühlt. Dort waren viele nette Kollegen, die Stimmung war gut. Mark war mir sofort aufgefallen, weil er so wunderschöne dunkle Augen hat. Dunkelbraun. Wir sind uns in den Pausen ein paar Mal über den Weg gelaufen, dann trafen wir uns mittags auf dem Deich beim Spaziergang und grüßten uns freundlich, und abends in der Bar, wo ein bisschen getanzt und geklönt wurde. Irgendwann stand ich zufällig neben ihm. Wir unterhielten uns, haben dann getanzt, und auf einmal war eine ganz große Harmonie da.

Wir sind nachts noch spazieren gegangen. Mitternacht am Meer, und es war irgendwie schön.

Von Anfang an konnten wir sehr gut miteinander reden, egal, ob über das Wetter oder über Probleme. Die Unterhaltung war sofort flüssig und einverständlich. Es lief sehr schön, und wir waren beide glücklich über unsere Begegnung. Zum Abschied haben wir uns geküsst. Mehr nicht.

Am nächsten Tag haben wir einen ganz langen Spaziergang gemacht. Da ist dann der Bann gebrochen, da hat es so richtig gefunkt. Er hat mich in den Arm genommen und mich geküsst. Es war ein wundervolles Gefühl. Ich war völlig überwältigt, so schön war das.

Es war das zweite Mal, dass ihm das in seiner langjährigen Ehe passiert ist. Wobei das erste Mal nur ein kurzes Intermezzo war. Er ist von seiner ganzen Einstellung her ein geradliniger Mensch. Er hat sofort klargemacht, dass er auf jeden Fall an seiner Ehe festhält. Da gab es von Anfang an keine Zweifel.

Ich selbst wusste nicht so richtig, wie mir geschah. Ich hatte keinesfalls vorgehabt, ein Verhältnis anzufangen, und ich wollte Ingo auf jeden Fall treu bleiben. Ich bin auch eher ein geradliniger, zuverlässiger Mensch. Ich war bereits einmal verheiratet, und Ingo war der zweite Versuch nach meiner Ehe. Ich wollte da auf keinen Fall etwas zerstören. Ich habe dann versucht, gegen dieses Gefühl der Verliebtheit anzugehen. Das ging aber nicht.

Nach unserem Spaziergang war so eine schöne Stimmung zwischen uns, dass wir uns abends verabredet haben, und da ist es dann passiert. Wir sind zum ersten Mal miteinander ins Bett gegangen. Auch das ist überhaupt nicht meine

Art, gleich am zweiten Abend mit jemandem ins Bett zu steigen. Aber unsere Gefühle haben uns einfach überwältigt. Das war auch die letzte Möglichkeit, weil die Tagung am nächsten Tag zu Ende war und wir uns wieder trennen mussten. Am nächsten Tag habe ich ihn in den Zug gesetzt, bin auch nach Hause gefahren. Da wir nicht in einer Stadt wohnen – er wohnt relativ weit weg, hat aber oft bei mir in der Nähe zu tun –, war es schwierig, Kontakt zu halten. Er gab mir zwar die Telefonnummer eines Büros, wo er regelmäßig zu tun hatte, doch da waren ständig Leute um ihn herum. Wir wollten aber auf jeden Fall telefonieren, um uns auf eine Tasse Tee zu treffen. Das war die Verabredung.

Mich hatte es getroffen. Damals war ich aber noch sehr schüchtern und traute mich kaum, dort anzurufen. Einmal habe ich mich gewagt, da hatte ich jemand Fremdes dran. Irgendwann habe ich ihn erwischt, und wir haben uns zum Tee verabredet. Er hat sich nicht getraut, mich anzurufen, weil ich ihm nur eine Nummer unseres Familienanschlusses geben konnte, und er wollte auf keinen Fall Ingo an der Strippe haben. Ich hatte ihm von meiner Partnerschaft erzählt und von der Alkoholabhängigkeit, und da hatte er wirklich Probleme, überhaupt ein Verhältnis mit mir einzugehen. Er wollte mich nicht verwirren und meine Beziehung nicht komplizieren. Er hat in erster Linie an mich gedacht und hat gemeint, das kann er nicht machen. Wir trafen uns also zum Tee, es war aufregend, aber natürlich nicht das Gefühl, das wir auf der Tagung, wo wir völlig ungestört waren, hatten. Der Tee war so ein abgeknapstes Stündchen im Alltag, wo gar keine Zeit war, große Gefühle zu entwickeln. Es war fast ein bisschen enttäuschend. So schön es einerseits war. Wir haben dann noch einige Male telefoniert, ich habe ihn oft erwischt, aber oft auch nicht. Irgendwann war ich entmutigt und habe es gelassen. Er hat auch nicht angerufen, und so ist diese schöne Sache im Sand verlaufen.

Ein Jahr später fand die gleiche Tagung wieder statt. Da ich aber den Telefonkontakt verloren hatte, wusste ich nicht, ob er kommt. Er kam nicht. Ich war so enttäuscht von der Woche. Jeden Tag habe ich gedacht, vielleicht kommt er noch. Er kam nicht. Ich bin unseren Weg allein spazieren gegangen, und es war nur schrecklich. Die Sache war danach auch innerlich zu Ende.

Ich hatte in der Zeit zwar ein schlechtes Gewissen Ingo gegenüber, aber ich hatte nicht das Gefühl, dass ich ihm etwas wegnehme, insofern war es nicht ganz so schlimm.

Im Jahr darauf war diese Tagung wieder ausgeschrieben. Ich war völlig ohne Erwartungen da, saß am Tisch, die Tür ging auf, und er kam rein. Ich hatte neben mir einen Platz freigelassen, falls noch ein Bekannter kommen würde. Er ging wie selbstverständlich auf mich zu, setzte sich neben mich, und von einer Sekunde zur anderen war es wieder da. Wir haben uns auf Anhieb wieder verstanden, und es war nur schön. Es war wie ein Traum, eine wundervolle Woche. Alle Gefühle waren noch da.

Es war wie das erste Mal, ich brachte ihn zum Zug, wir hatten noch ein paar Wochen Telefonkontakt, doch es ist wieder im Sande verlaufen. Dann habe ich ihn unerwartet auf einer Messe wiedergesehen. Von dem Moment an haben wir unseren Kontakt intensiviert, und unsere Beziehung ist danach richtig gewachsen.

Im Jahr darauf haben wir uns vor der Tagung verabredet und sind zusammen dorthin gefahren. Von dem Zeitpunkt an war jedes Jahr ein großes Bangen, aber ab da hat es jedes Jahr geklappt.

Seit sechs Jahren treffen wir uns regelmäßig. Zwischendurch die Teeverabredungen klappen auch hervorragend. Als ich allein zu Hause war, weil Ingo verreist war, ist Mark gekommen. Wir haben es uns immer wunderschön gemacht.

Mit Mark kann ich mich über alles unterhalten. Er ist eher meine Wellenlänge. Er ist unheimlich gebildet, hat zwei Studiengänge absolviert und kann viel erklären. Ich sehe zu ihm auf, weil er ein unglaubliches Wissen hat. Er ist bewandert in allem, was den zwischenmenschlichen Bereich angeht. Ingo weiß auch viel, aber eher abstrakt und im naturwissenschaftlichen Bereich. Mark ist geisteswissenschaftlich gebildet, und das entspricht meinen Bedürfnissen mehr. Er gibt mir Selbstbewusstsein und Selbstvertrauen. Wenn ich von ihm komme, bin ich ein ganzes Stückchen größer. Ich habe mich durch Mark so entwickelt, dass ich viel mehr Selbstwertgefühl bekommen habe. Schon wenn ich mit ihm telefoniere, habe ich das Gefühl, ich schaffe alles.

Zwischendurch denke ich manchmal, Mark wäre eigentlich der passendere Partner für mich. Aber wenn ich mir das richtig ausmale, täte es mir auch weh, wenn ich Ingo verlassen müsste. Und ich weiß natürlich nicht, wie ich mit Mark im Alltag auskommen würde. Mit Mark habe ich ja nur Sonntage erlebt. Mark ist sehr dominant und hat festgefahrene Meinungen, wo er nicht kompromissbereit ist. Wie da der Alltag aussehen würde, weiß ich nicht.

Mark würde auch nie auf einen Ball, in einen Tennisclub oder zum Golfspielen gehen. Das ist nicht seine Welt. Er kommt eher aus der linken Ecke und rümpft über so etwas die Nase. Das ist ihm zu bürgerlich. Da hat er bestimmte Vorstellungen, und davon würde er bestimmt nicht abweichen. Er ist in vielen Bereichen das völlige Gegenteil von Ingo. Ich dagegen genieße es, mit Ingo zu Bällen zu gehen.

Eigentlich ist es toll: Was ich vom einen Mann nicht bekomme, bekomme ich vom anderen, weil beide so grundverschieden sind. Mark sieht auch völlig anders aus als Ingo. Kein Vergleich. Auch von der ganzen Art her ist er total anders. Mark sieht richtig gut aus, ist ein Mann für den ersten Blick, während Ingo eher etwas für den zweiten Blick ist. Neben Mark wirkt Ingo unscheinbar und bieder. Mark ist auch sehr viel jünger als Ingo.

Mit Ingo harmoniere ich im Alltag, und wenn die Alkoholprobleme nicht wären, wäre das perfekt. Der Alkohol belastet mich sehr, weil das Trinken auch immer mit Depressionen verbunden ist. Er könnte sich überdies noch etwas mehr im Haushalt beteiligen. Er ist ein hervorragender Koch und kocht auch gerne.

Mark zieht es nach unserer Tagungswoche immer wie magisch nach Hause. Ich merke das deutlich, am Anfang der Woche ist er entspannt, und zum Ende hin wird er nervös. Ob ihm da sein schlechtes Gewissen zusetzt, weiß ich nicht. Mark bringt eine Saite in mir zum Klingen, die wieder einschläft, wenn ich ihn zum Zug gebracht habe. Er nimmt einen Teil von mir sozusagen mit. Einen Teil, der bei Ingo nicht leben kann. Das sind die sehr intensiven Gespräche, und auch eine gewisse Lockerheit nimmt er mit. Mark fördert mich, traut mir eine Menge zu und fordert mich heraus. Während Ingo mir eher das Gefühl vermittelt, dass ich nicht so viel kann. Manchmal habe ich das Gefühl, er braucht sein Wissen, um sich größer zu machen. Ich fühle mich manchmal klein neben ihm. Er vermittelt mir das Gefühl, ich weiß nicht viel, ich schaff nicht viel. Mark bewirkt das Gegenteil. Durch ihn merke ich, wie viel ich weiß und kann. Von zu Hause aus bin ich eher zur Ängstlichkeit und Schüchternheit erzogen worden. Zu Zurückhaltung und dazu, mein Licht unter den Scheffel zu stellen. Ich war lange Jahre überaus schüchtern. Das Selbstbewusstsein, das ich entwickelt habe, habe ich sicher zum großen Teil durch Mark gewonnen. Inzwischen sind wir so lange zusammen, dass man von einer dauerhaften Partnerschaft sprechen kann.

Was ich ihm gebe? Er sagt, ich gebe ihm Lebenslust. Er beschreibt mich als lebenslustigen Menschen, der genießen kann, sich über viele Dinge freuen kann. Das kennt er von seiner Frau nicht. Die ist gehemmt, spartanisch, und es fehlt ihr die Lebensfreude. Sie will auch nicht zurück in den Beruf, obwohl sie Zeit dazu hätte. Sie ist zu Hause, um das jüngste Kind zu gängeln – sagt Mark. Und er findet, ich habe einen anderen geistigen Horizont. Die Freude aneinander haben wir beide natürlich auch im sexuellen Bereich. Es ist aber keinesfalls eine reine Bettgeschichte, sondern wir erfüllen uns gegenseitig Bedürfnisse, die zu Hause nicht gestillt werden. Wir haben schon mal den Begriff der Tankstelle gebraucht. Wir tanken uns gegenseitig auf, um dann den Alltag wieder besser leben zu können. Inzwischen hat Mark ein eigenes Büro, und es hat sich so ergeben, dass wir mindestens einmal die Woche telefonieren. Wir sehen uns auch übers Jahr regelmäßig, und Mark kommt, wenn Ingo weg ist. Ingo fährt jedes Jahr mit ein paar Freunden in Urlaub.

Die Beziehung zu Mark klappt gut, weil wir beide Partner haben. Ich hatte vor Mark ein Verhältnis, da hatte ich Ingo noch nicht und der Mann – ein Kollege – war verheiratet. Die Beziehung ist daran zerbrochen, weil ich so wenig von ihm hatte. Darunter habe ich furchtbar gelitten. Er hatte keine Zeit, etwas mit mir zu unternehmen, hat sich nicht so um mich kümmern können. Da war ich häufig unzufrieden. Er hat es sogar fertig gebracht, sich mit mir zu verabreden und mich einfach sitzen zu lassen, ohne abzusagen, wenn ihm etwas dazwischen gekommen ist. Der hat permanent seine Frau vorgezogen, und auf die Dauer ist das tödlich. Ein netter Kerl, aber seiner Frau gegenüber ohne Rückgrat.

Erstaunlicherweise macht es mir nichts aus, mit beiden zu schlafen. Ich habe mir ein Schubladenmodell im Kopf gebaut. Es gibt die eine und die andere Schublade. Damit komme ich ganz gut klar. Ich kann die eine Schublade gedanklich zumachen, um die andere zu öffnen.

Ich finde das bisschen Heimlichkeit übrigens auch ganz schön. Ich hätte niemals den Drang, Ingo etwas zu beichten. Ingo lässt keinen Zweifel daran, dass eine Beziehung für ihn monogam sein muss. Warum soll ich ihn verletzten? Dazu gibt es keinen Grund. Ich bin 100-prozentig diskret. Es läuft ja jetzt schon seit zehn Jahren, und niemand schöpft Verdacht.

Heute wissen Biologen und Zoologen, dass strenge Monogamie auch im Tierreich äußerst selten ist. Viel seltener, als lange Zeit angenommen. Fast für jede Gattung gilt: Jede Art betrügt. Seit es möglich ist, den genetischen Fingerabdruck zu bestimmen, ist es auch möglich festzustellen, ob die Kinder vom »Ehemann« sind oder von einem anderen. Und Wissenschaftler haben erstaunt festgestellt, dass bis zu 40 Prozent der Nachkommen bei Vögeln beispielsweise nicht von dem Männchen sind, das sie aufzieht.

Bei der Spezies Mensch ist es so, dass die große Mehrheit mindestens einmal in ihrem Leben fremdgegangen ist. Es werden verschiedene Vermutungen angestellt darüber, warum das so ist. Manche nehmen an, dass Weibchen, die fremdgehen, – rein fortpflanzungstechnisch gesehen – auf gute Gene aus sind. Andere glauben, dass Weibchen sich den Erstbesten als Partner nehmen, damit sie einen haben, sich aber dann einen Besseren suchen. Nach dem Motto: festhalten und weitersuchen.

Norwegische Zoologen fanden für die Vogelwelt heraus, dass außerehelich gezeugte Blaukehlchen eine bessere Immunabwehr haben und gesünder sind als Nachkommen aus »ehelichen« Partnerschaften. In einem Artikel der *Welt*, der sich mit diesem Thema befasst, heißt es: »Die Forscher vom Zoologischen Museum der Universität Oslo vermuten, das hierbei die für das Immunsystem wichtigen Gene des sogenannten Major Histocompability Komplexes (MHC) eine zentrale Rolle spielen; MHC-Moleküle dienen Zellen als Erkennungsmerkmale.« Wahrscheinlich wählten Weibchen nach irgendwelchen äußeren Merkmalen jene Männchen, deren MHC am besten zum eigenen passe. (*Welt online*)

Vieles von Biologen Erforschte treffe auch auf den Menschen zu, schlussfolgern Wissenschaftler. Da stellt sich natürlich die Frage, warum der Mensch es sich antut, in Zweierbeziehungen zu leben. Evolutionsbiologen begründen dies mit der Brutpflege. Für ein Weibchen allein ist es ungleich viel schwerer, Junge aufzuziehen, als wenn sich zwei zusammentun. Singlemütter wissen das. Als treibende Kraft für monogame Beziehungen gelten deshalb die Weibchen, zumindest so lange, wie Kinder aufgezogen werden müssen. Hinzu kommt, sie sind nur begrenzt in der Lage, zu gebären und den Nachwuchs aufzuziehen.

Beim Menschen ist das Kinderaufziehen nur noch eine Phase im Leben, und sobald die Kinder groß sind, ändert sich das Verhalten von Frauen dem Mann gegenüber. Frauen werden wieder lockerer, was Beziehungen und Freunde angeht.

Es wird nüchtern vermutet, dass Menschen sich aus einer Mischung von kulturellen Zwängen und biologischen Ursachen nach der Einehe sehnen und sie immer wieder anstreben. Und das wiederholt, obwohl Ehescheidungen rapide zunehmen und Beziehungen massenweise in die Brüche gehen. Da das Aufziehen von Säuglingen sehr aufwändig sei, neigten Frauen in dieser Phase dazu, Männer über Jahre an sich binden zu wollen, sich die Männer zu sichern.

Hier kommt die mögliche Verheimlichung der fruchtbaren Tage ins Spiel. Frauen können heute dank der Pille ständige Empfängnisbereitschaft signalisieren. Der Mann kann fruchtbare von unfruchtbaren Tagen nicht mehr unterscheiden. Das führe – rein evolutionsbiologisch gesehen – dazu, den Mann bei der Stange zu halten.

Biologen schlussfolgern, dass Menschen wahrscheinlich

den gleichen Drang hätten wie Singvögel, nämlich einerseits Zweierbeziehungen einzugehen und trotzdem gleichzeitig mehrere Liebespartner zu haben. Das würde zumindest vieles erklären.

Marlene (43), allein lebend, wechselnde Partner

Ich hatte lange eine Beziehung zu einem verheirateten Mann und das sehr bewusst. Nach einer ganz großen Liebe war ich dermaßen verletzt, unglücklich und vollkommen neben der Spur, dass ich dachte, ich will zwar einen Mann in meinem Leben haben, der soll aber keinen Einfluss auf meinen Alltag haben. Ich habe lange überlegt und herausgefunden, dass ein verheirateter Mann in dieser Situation das beste sei. Es musste allerdings einer sein, der von vornherein signalisiert, dass er seine Frau auf keinen Fall verlassen will.

Ich kannte so einen Mann. Wir waren schon vorher manchmal miteinander ausgegangen. Ich habe ihm erklärt, dass ich keinen festen Partner in meinem Leben haben will, aber auch nicht gänzlich ohne Mann leben will und dass darum für mich nur ein verheirateter Mann in Frage käme, der seine Familie auf keinen Fall verlassen würde. Seine Antwort war: »Dann nimm doch mich.«

Gesagt, getan. Wir hatten klare Absprachen. Über seine Familie haben wir nicht geredet. Das hat mich nicht interessiert, und er hat mich auch nicht benutzt, um seinen Ehefrust loszuwerden. Wir haben uns sporadisch getroffen. Also nicht jeden Mittwoch oder in der Mittagspause, sondern so, wie es sich ergab. Für mich war es wichtig, keine Routine aufkommen zu lassen, keine Gewohnheiten zu bilden, die mit Erwartungen verknüpft sind. Das hat mir die Freiheit gegeben, ein neues intensives soziales Leben zu etablieren.

Mein Freund war natürlich mein Liebhaber, aber ihn darauf zu reduzieren wäre zu wenig gewesen. Wir hatten vorher ja schon so etwas wie eine Freundschaft. Es ist eine Liebesbeziehung gewesen, aber in einem sehr klar abgesteckten Rahmen. Insofern hat er auch in einem weiteren Sinne das Bedürfnis für mich befriedigt, einen Mann in meinem Leben zu haben. Ich war nicht nur als Frau begehrenswert, sondern auch als Mensch wichtig.

Ich konnte mit ihm über mich, meine Probleme und mein Leben sprechen. Das war wunderbar. Die Beziehung hat ein paar Jahre gehalten, und ich habe sie erst beendet, als in mir der Wunsch nach einem verfügbaren Partner, mit dem ich mehr im Leben teilen konnte, erwachte. Ich hatte mich von dem ganzen Kummer erholt und wollte nun wieder einen Mann ganz für mich haben.

Brenzlig wurde es, als ich plötzlich ihm gegenüber Begehrlichkeiten spürte, die über das hinausgingen, was er mir bieten konnte. Ich hätte damals gern mehr von ihm gehabt. Auf einmal wurde ich empfindlich. Meine Bedürfnisse hatten sich verändert. Es war aber klar, dass er sie nicht erfüllen konnte. Und so habe ich ihn verlassen.

In der Situation ist mir ein sehr netter Mann begegnet. Ein richtiger Hausmann, der kochen konnte und mich verwöhnte. Er war unglaublich in mich verliebt, immer für mich da, und es war sehr schön.

Es hat in meinem Leben gleichzeitig immer noch andere Männer gegeben. Keine, mit denen ich geschlafen hätte. Ehemalige Liebhaber und Freunde. Obwohl ich tendenziell eine größere Neigung habe, mit Frauen zusammen zu sein, fehlt mir doch manchmal die männliche Energie. Es gibt Dinge, die sind einfach netter mit einem Mann. Und es gibt Themen, die man besser mit einem Mann bespricht. Ganz wichtig ist für mich dafür ein Uraltfreund, den ich seit über zwanzig Jahren kenne. Mit ihm kann ich sehr gut über mein Liebesleben reden. Er erklärt mir die männliche Perspektive. Das tut gut. Es ist schwierig, mich in der Beziehung zu einem Mann nur auf Sex zu beschränken. Ich brauche Vertrauen und Nähe. Wenn ein Mann guten Sex mit einer Frau will, muss er sich auch für ihre Seele, für ihre Bedürfnisse interessieren. Ich funktioniere nicht auf Knopfdruck.

Ob ich noch mal heiraten würde? Ich wüsste nicht, warum. Was sollte mir das bringen? Wenn einer Lust hätte, mich zu versorgen vielleicht. Aber ich habe kein Talent, mir solche Männer herauszufischen, wie das manche Frauen ja gezielt können. Das hat bei mir nie funktioniert. Ich war immer berufstätig als Architektin. Und nach dem Versorger habe ich bei Männern auch nie geschielt. Mir war immer wichtiger, ob ein Mann es schafft, mich zum Lachen zu bringen.

Ich hatte und habe in meinem Leben ziemlich viele Männer. Es gibt einen, mit dem ich gerne verreise, und zwei, drei wunderbare Typen, in deren Gegenwart ich mich wohl fühle. Klug, gebildet, sprudelnd. Ich finde sie als Freunde wundervoll, aber keinen von ihnen finde ich sexy. Einer ist dabei, mit dem harmoniere ich total, so dass ich mir manchmal sehr wünsche, ich würde ihn sexy finden. Es wäre dann perfekt, weil wir uns fantastisch verstehen, und er hätte das auch gerne. Er sagt das auch immer mal wieder, aber er ist nicht aufdringlich.

Dann habe ich einen Freund, der auch Architekt ist. Mit ihm gehe ich regelmäßig essen und dann reden wir. Über die Arbeit, Gott und die Welt. Und auch über emotionale Geschichten.

Ich habe einen weiteren guten Freund mit dem ich mal eine Affäre hatte. Die ist schnell im Sand verlaufen, aber seit vielen Jahren sind wir richtig gute Kumpel. Wir sind ja nicht im Bösen auseinandergegangen. Es war einfach die Luft raus. Aber deshalb bleibt trotzdem das, weswegen man sich mal sehr mochte: Respekt und ein reger intellektueller Austausch. Er ist überaus klug. Mit der Zeit hat sich ein großes Vertrauen entwickelt.

Dann habe ich eine ganz wunderbare Beziehung zu meinem Exmann. Mein Exmann ist im Grunde der Mensch, der mir am nächsten steht. Mehr als jede Freundin. Es gibt niemanden, der mich so gut kennt, dem ich so viel angetan habe und der mich trotzdem mag. Ich habe ja nicht nur meine netten, ich habe genauso meine dunklen Seiten. Mein Mann hatte ein zweites Mal geheiratet und ist schon wieder geschieden. In Partnerschaften ist er furchtbar. Er ist ein großer Junge geblieben. Er hat kein geregeltes Einkommen, ein Lebenskünstler, der in den Tag hinein lebt. Als Ehemann völlig untauglich, unzuverlässig und verantwortungslos. Das hat mich umgebracht, als wir verheiratet waren. Aber als

Freund ist er wunderbar. Er ist ein Schlawiner, was in der Partnerschaft schwierig ist. Aber auf Distanz stört das nicht. Ich kann über alles mit ihm reden, ihm alles anvertrauen. Er würde nie mit einem Hauch von Neid oder Missgunst mit den Dingen umgehen, die ich ihm anvertraue, und er kann Geheimnisse bewahren. Er hat noch nie etwas gegen mich verwendet. Alles, was wir besprechen, bleibt unter uns.

Dann gibt es einen weiteren Mann in meinem Leben, der früher der Lebensgefährte meiner Mutter war. Mit dem gehe ich manchmal essen. Das ist schön, weil wir uns viel zu sagen haben. Die Zeit mit ihm verfliegt immer im Nu.

Ich mag es, wenn Menschen in meinem Leben eine Kontinuität bekommen, indem sie immer mal wieder auftauchen, so dass sie dann irgendwann dazugehören. Und so habe ich ein Netz von verschiedenen Freundschaften. Ich bin mit Männern selten im Bösen auseinandergegangen, und darum meldet sich der ein oder andere Ex, wenn er gerade in der Stadt ist. Wir gehen essen, erzählen, wie unser Leben weiter verlaufen ist. Ich finde Freundschaften und Beziehungen zu Männern wichtig, obwohl sie selten die Vertrautheit und Fürsorglichkeit beinhalten, die mir meine Freundinnen geben.

Liebhaber kommen und gehen, darum spielen Freundschaften in meinem Leben eine ganz große Rolle.

Frauen genehmigen sich heute Liebhaber. Ohne Schuldgefühle und schlechtes Gewissen. Dabei sind sie diskret und solidarisch. Und oft ist es so, dass ein Liebhaber die Partnerschaft sogar zusammenhält. Ein Lover ist manchmal das Salz in der Suppe. Und da wir inzwischen wissen, dass der Kick im Bett in einer langdauernden Beziehung nach einigen Jahren nachlässt, sagt sich manche Frau: »Warum soll ich mir das nicht bei einem anderen Mann holen? Meinen Partner liebe ich trotzdem. Und ich tue ihm nicht weh, denn ich binde es ihm nicht auf die Nase.«

Frauen und ihre Freunde

Die Bedeutung von Freunden in unserer Zeit nimmt immer mehr zu. Im Zeitalter der Versinglelung, der Globalisierung und Flexibilisierung ist die Bedeutung von guten Freunden immer wichtiger. Für manchen ist die »Wahlverwandtschaft« von größerer Bedeutung als die Blutsverwandtschaft. In unserer Gesellschaft herrscht ein Mangel an sozialer Geborgenheit. Einsamkeit ist eines der größten Probleme unserer Zeit. Die Kunst der Freundschaft, die bei den alten Griechen noch intensiv kultiviert wurde, ist bei manchem modernen Menschen in Vergessenheit geraten. Jahrelang war Selbstverwirklichung oberstes Gebot, wir sind alle ausgewachsene Individualisten geworden. Intensive Bindungen in Freundschaft und Liebe passen nicht ohne weiteres dazu. So sind alle mehr oder weniger zu Einzelgängern geworden.

Traditionelle Bindungen werden in Frage gestellt. Die Großfamilie gibt es kaum noch. Selbst die Kleinfamilie hat ausgedient. Die Zahl der zumindest vorübergehend allein lebenden Menschen ist inzwischen größer als die Zahl der Paare. Verlassenheitsgefühle sind ein kollektives Problem. Die Geborgenheit, die früher Familien- und Nachbarschaftsverbände gaben, müssen wir heute aktiv suchen. Doch der Mensch ist auf Gefühlsaustausch in Beziehungen angewiesen. Er braucht Anerkennung, Verständnis und die Nähe anderer Menschen für sein seelisches Wohlbefinden.

Die Liebesbeziehung ist heute der Ort, wo viele Menschen alle Bedürfnisse nach Nähe, Geborgenheit, Zufriedenheit und Glück befriedigen möchten. Oft verlangen sie zuviel vom Partner, überfrachten die Beziehung mit zu hohen Ansprüchen. Darum ist es so wichtig, neben der Liebesbeziehung noch andere Beziehungen zu pflegen. Eine Partnerschaft ist überfordert und kehrt sich ins Gegenteil um, wenn zwei Menschen sich ausschließlich aufeinander beziehen. Mit einem guten Freund kann man im Idealfall über alles reden. Er ist neutral, aufrichtig und wohlwollend. Freunde helfen in Notsituationen, und Geheimnisse sind bei ihnen gut aufgehoben. Freunde stützen sich gegenseitig. In Krisen sind Freunde unverzichtbar, und in einer Zeit, in der Partnerschaften brüchig sind wie nie, überleben gute Freunde manchen Partner.

Man weiß heute, dass Frauen aufgrund ihrer anderen Grundstruktur freundschaftsfähiger sind als Männer. Fast jede Frau hat eine Reihe guter Freundinnen. Manchmal jahrzehntelang und bis ans Lebensende. Während Männer mit ihren »Freunden« Bier trinken, Sport treiben, über Autos, Hausbau und Technik reden, Skat kloppen und im Beruf Seilschaften bilden um weiterzukommen, bereden Frauen intensiv ihr Gefühlsleben, ihre Erlebnisse, ihre Erfahrungen, ihre Ängste, Sorgen und Nöte. In Frauenfreundschaften gibt es kein Tabu. Selbst sexuelle Fragen werden offen und ausführlich erörtert. Während Männer einen großen Bogen um emotionale Themen machen. Es gibt nur weniger Männer mit intensiven Freundschaften, in denen sie sich auch über persönliche Angelegenheit unterhalten.

Immer mehr Frauen pflegen Freundschaften mit Männern. Und immer mehr Männer pflegen Freundschaften mit Frauen. In Freundschaften können Männer von Frauen und Frauen von Männern lernen, was sie in Partnerschaften oft nicht lernen können. Häufig geht es um das andere Geschlecht. Wie denken Männer? Warum sind sie so wie sie sind? Kannst du mir erklären, warum mein Partner sich so verhält? Meint er es so, wie es bei mir ankommt?

Freundschaften zwischen Frauen sind meist sehr emotional und offen. Sie sind ehrlicher als Männer. Frauenfreundschaften sind geprägt durch das persönliche Gespräch. Wenn Freundinnen sich nicht treffen, können sie stundenlang telefonieren, sind sich gegenseitig Kummerkasten. Frauen klagen sich gegenseitig ihr Leid und werden von der jeweils anderen verstanden. Sie hören sich zu und unterstützen sich. In vielen Lebensphasen ist die beste Freundin wichtiger als der Ehemann. Und besondere Bedeutung hat sie in Zeiten, wo kein Partner vorhanden ist.

Die Schwierigkeiten von Frauenbeziehungen liegen meist auch in ihren Vorteilen, ihrer Enge. Männer sind rationaler. Und das wissen immer mehr Frauen zu schätzen. Wenn man einen männlichen Freund und eine Freundin mit dem gleichen Problem konfrontiert, bekommt man zwei Stellungnahme, zwei Denkmodelle, zwei Sichtweisen. Oft ist die männliche Sichtweise sachlicher, überlegter. Deswegen schätzen immer mehr Frauen männliche Freunde.

Katharina (31), nicht verheiratet, hat ein ganzes Männernetzwerk

Es gibt Gelegenheiten, da braucht man, auch wenn man wie ich als Single lebt, einen Mann an seiner Seite. Es gibt Veranstaltungen, die sind mit Männern einfach netter. Und es gibt Dinge, die können Männer einfach besser erledigen als Frauen. Hinzu kommt, dass ich mehr zum besten Freund neige als zur Busenfreundin. Und so habe ich ein sehr gut ausgebautes Männernetzwerk, für jeden Zweck den passenden Mann.

Meinen ersten so genannten Alibimann hatte ich sehr lange. Man kann erzählen, was man will, Tatsache ist, Frauen ohne Mann werden in bestimmten Situationen immer noch komisch beäugt. Je nachdem, wo man hingeht, ist dieses ganze emanzipierte Geschwätz Quatsch. Als allein stehende Karrierefrau wird man doof angeguckt. Das ist der Grund, warum ich Alibimänner habe.

Udo, 1,80 groß, dunkelhaarig, dunkle Augen, war der Schwarm aller Frauen schlechthin, als ich ihn kennen lernte. Er war lange Zeit einer meiner besten Kumpel. Immer, wenn ich irgendwohin gehen wollte und eine stattliche männliche Person als Begleitung brauchte, habe ich Udo mitgenommen.

Udo schied leider irgendwann aus, und inzwischen begleitet mich Kai an seiner Stelle. Kai ist auch stattlich und gut aussehend und dazu da, ungebetene Verehrer zu verscheuchen. Der taucht zur rechten Zeit am rechten Ort auf. Beispielsweise bei der Bank, in der ich arbeite. Dort holt er mich mit seinem schicken Sportwagen ab und kommt mit zu den ganzen gesellschaftlichen Verpflichtungen, die ich als Bankerin habe. Wir sind schon sehr lange befreundet, und bei ihm ist es ähnlich. Er hat keine feste Freundin und hat ebenfalls festgestellt, dass auf der Arbeit bisweilen Frauen hinter ihm her sind, die er nicht so mag. Da hat er einfach behauptet, er ist in festen Händen. Das war ich dann. Damit ist das Thema Anbaggern durch. Wir sind uns völlig einig. Wir sind uns gegenseitig Alibipartner.

Auf die Idee mit dem Alibimann bin ich gekommen, als eine Kollegin mir ein Verhältnis mit ihrem Mann unterstellt hat. Das erzählte sie dann auch noch herum. Das passte mir überhaupt nicht. Und es stimmte auch nicht. Ihr Mann und ich hatten einfach nur die gleiche Wellenlänge, aber Ehefrauen wittern ja immer gleich Gefahr. Ich habe die nächste Gelegenheit abgewartet und ihr meinen Alibimann präsentiert. Seitdem ist meine Kollegin obernett zu mir. Ich bin nun keine Konkurrentin mehr, ich habe einen Freund, und seitdem ist alles in Ordnung. Auf der Arbeit ist es ideal, ich werde nicht mehr angebaggert oder verdächtigt.

Ich habe die längeren und besseren Beziehungen immer zu Männern gehabt. Meine Erfahrung ist, bei Frauen kracht es meistens irgendwann. Ich laufe bei meinen männlichen Freunden auch nie Gefahr, dass ich mich verliebe. Ich wundere mich immer, dass manche Frauen das nicht hinbekommen. Ich habe viele platonische Männerfreundschaften.

Beispielsweise Robert. Mit dem habe ich zusammen die Banklehre gemacht. Der ist wirklich mein Kumpel. Wir sitzen abends oft in der Kneipe, wir erzählen uns von unserem Job, teilen alle Sorgen, die es dort gibt. Meine Kumpels und Freunde sehen alle gut aus, die sind alle nett, aber für mich sind das alles Kumpel, Busenfreunde quasi, Brüder, mehr nicht. Ich habe bei vielen auch schon übernachtet, sogar im gleichen Bett. Da spielt sich absolut nichts ab.

Robert würde ich als meine beste Freundin in Männerform beschreiben. Wir haben viel Spaß miteinander. Was für mich hochinteressant ist, ich erfahre bei allen Themen die männliche Sicht. Die ist ja völlig anders als die weibliche, und ich bin manchmal ganz erstaunt, weil Männer bisweilen Sichtweisen haben, auf die kämen wir Frauen gar nicht. Wie sie über Frauen denken, dass sie vieles nicht so ernst nehmen wie wir. Robert stellt mir auch seine diversen Freundinnen vor. Am Anfang sind die immer ein wenig skeptisch, beäugen mich ein bisschen, sind auch manchmal eifersüchtig, weil sie mutmaßen, dass da doch etwas sein könnte. Sie merken aber relativ schnell, dass unser Verhältnis kumpelig ist.

Unter vier Augen erzähle ich denen so was wie, dass sie die sympathischste Freundin von allen sind. Manchmal lüge ich wie gedruckt, und ich weiß, ich überlebe sie alle. Die machen es vielleicht ein, zwei Jahre, aber ich bin schon viele Jahre da und bleibe. Ich bin eben der weibliche Freund. Robert erzählt mir auch, welchen Ärger er mit ihnen hat, und erfährt dann von mir die weibliche Sicht. Ich halte mich allerdings sehr zurück. Ich sage nie, wenn ich eine nicht leiden kann. Ich fürchte, das würde unser Verhältnis trüben. Das muss nicht sein. Es ist so, dass ich am Ende manchmal sage, die war nicht so doll.

Mein Männernetzwerk bleibt übrigens auch bestehen, wenn ich gerade in festen Händen bin. Ich hatte ja sechs Jahre einen festen Freund.

So habe ich beispielsweise meinen Manager, Rudi. Eine Karrierefrau wie ich macht ja immer den Eindruck, als hätte sie ihr Leben in allen Bereichen im Griff. Tatsache ist, dass ich viele häusliche Probleme nicht gut auf die Reihe bekomme. Rudi war früher mein Vermieter. Da hat sich eine gute Freundschaft entwickelt. Und er hat sich seitdem immer väterlich um die Organisation meines Alltags gekümmert. Angefangen von der Versorgung meiner Katze, wenn ich auf Reisen war, bis dahin, dass er meine Umzüge organisiert, den Kauf einer Küche managt und was so an praktischen Dingen anliegt. Ich habe zu so etwas keinen Draht. Ich habe keine Lust, einen Küchenkauf zu tätigen. Zu überlegen, welche Küche ist für mich die beste. So etwas interessiert mich alles nicht. Und das hat dann Rudi übernommen. Er hat Kataloge gewälzt, mir mehrere Vorschläge gemacht und am Ende die Entscheidung übernommen. Er hat die Handwerker bestellt, dafür gesorgt, dass alles eingebaut wurde. Als ich wieder auszog, hat er ein Auto und Leute dafür organisiert.

Es ist keineswegs so, dass ich ihn nur anrufe, wenn ich etwas brauche. Er gehört in meinen Freundeskreis, wir sitzen regelmäßig zusammen, wir reden viel, er erzählt mir von seinen Beziehungen, und wir haben zwischendurch ziemlich viel Spaß. Nur wenn ich meinen Alltag organisieren soll, da bin ich lustlos und umständlich, das nimmt er mir dann ab. Ich will gerade umziehen und sagte zu Rudi, ich werde diesmal ein Umzugsunternehmen beauftragen. Da sagte er, dass wird viel zu teuer, das machen wir wieder selber. Er besorgt mir einen Geschirrspüler, eine Waschmaschine und schließt mir die Sachen auch an. Was die restlichen Küchengeräte angeht, sagt er, das machen wir zusammen, wir gehen los, und das schaffen wir schon.

Rudi ist gelernter Koch. Wenn er kocht, kocht er oft für mich mit, füllt das in Tupperdosen ab, und ich muss es mir nur noch warm machen. Meine diversen Männer sind mir seit vielen Jahren treu. Das ist alles über Jahre hinweg gewachsen.

Meine Freunde können sich auch mal einen derben Scherz mit mir erlauben. Rudi hat mich neulich mal einem Freund vorgestellt, und der hat gesagt: »Kumpels mit Titten finde ich gut.« So was ist nett gemeint. Ich fühle mich nicht angemacht, weil ich weiß, wie es gemeint ist.

Ich habe einen weiteren guten Freund, dessen Freundin hatte gerade Schluss gemacht, als er eine Kreuzreise gebucht hatte. Er wollte die Reise trotzdem machen. Der Platz war frei, und da bin ich halt mitgefahren. Das wäre früher undenkbar gewesen. Wir haben in einer Kajüte geschlafen, und da ist absolut nichts passiert. Wir waren uns in dieser Situation die idealen Reisebegleiter. Es war eine Superreise. Wir sind als Paar aufgetreten, und es war einfach nett.

Ein anderer Freund ist für die intellektuellen Gespräche. Mit dem habe ich Diskussionen auf hohem Niveau. Wenn ich auf geistig-intellektueller Ebene anspruchsvoll streiten will, dann rufe ich ihn an. Er ist Akademiker mit Doktortitel. Wenn man es böswillig formulieren wollte, würde man sagen, er ist ein fader Intellektueller. Aber so was brauche ich auch.

Wir sind eine Generation, die mit Männern locker umgehen kann. Für meine Mutter ist es noch völlig unverständlich, wie man bei einem Mann übernachten kann, ohne dass da was passiert. Insofern sind wir freier und lockerer. Ich habe aber immer wieder festgestellt, dass man als Singlefrau noch beäugt wird. Es wird immer noch gefragt, ist die verheiratet? Hat die einen Kerl? Auf der einen Seite ist der Umgang lockerer, die andere Seite ist aber immer noch, dass du als Frau danach bewertet wirst, ob du einen Mann hast oder nicht.

Gerade für ältere Frauen ist es natürlich ideal, ein Männernetzwerk zu haben. Frauen, die ihre Kinder groß haben oder keine mehr wollen, brauchen jetzt nicht unbedingt den einen konventionellen Partner. Die brauchen auch nicht einen ganzen Mann für sich allein. Die haben ja oft ein ausgeprägtes Eigenleben und sagen, ich nehme mir vom Mann, was er mir Tolles anzubieten hat. Aber ich will ihn nicht mit Haut und Haaren. Das ist lockerer geworden. In der Generation unserer Mütter hätte man mich mit diesem Lebenswandel als Lebedame bezeichnet.

Ich empfinde mein Männernetzwerk als große Bereicherung für mein Leben. Das würde ich nie aufgeben wollen. Ich habe noch einen Freund, den kenne ich, seit ich 12 bin, und wir schwelgen immer in alten Erinnerungen. Wir sind wie ein altes Ehepaar. Wir wissen, woher wir kommen, wir haben ein Stück gemeinsame Kindheit, und das ist wichtig für uns. Wir kennen die Elternhäuser, aus denen wir stammen. Da ist ein Verständnis füreinander, das aus dieser Kenntnis herrührt. Wir verstehen Dinge, die andere, die unsere Väter, Mütter, Geschwister nicht begreifen. Das verbindet. Einfach durch diese alte Vertrautheit.

Ich habe auch die ein oder andere Freundin. Ich habe aber festgestellt, dass es mit Frauen nur geht, wenn die ihrerseits einen Bereich für sich haben, der sie erfüllt. Denn als Bankerin, die Karriere gemacht hat, habe ich gerade unter Frauen auch viele Neiderinnen. Es geht bei mir mit Frauen, die mich weder mit Neid noch als Konkurrenz sehen, die sich nicht minderwertig fühlen. Es müssen Frauen sein, die mit sich und ihrem Leben zufrieden sind. Ich hatte zehn Jahre eine Freundin, die in ihrem Leben einfach nicht weiterkam. Die kasperte noch im dritten Studium herum, als ich anfing, meinen Weg zu machen und auch immer weiterkam. Die bekam nichts auf die Reihe und schielte immer neidischer auf meinen Erfolg. Irgendwann war das Missverhältnis so groß, dass sie unsere Freundschaft nicht mehr ertragen hat. So was haut nicht hin.

Es müssen Frauen sein, die ihren eigenen Bereich haben. Die nicht zu mir hochschauen und staunen, was hat die in ihrem Leben schon alles geschafft. Wenn die eine die andere überholt oder irgendwo zurücklässt, das geht nicht gut. Ich habe erstaunlicherweise die Erfahrung gemacht, dass meine männlichen Freunde mit meinem Erfolg keine Probleme haben.

Gespräch mit dem Berliner Freundschaftsexperten und Psychotherapeuten Dr. Wolfgang Krüger

Was macht Männerfreundschaften für Frauen attraktiv?

Die Frage, die erst mal zu klären ist, heißt: Gibt es überhaupt Freundschaften zwischen Männern und Frauen? Das ist natürlich schwierig zu sagen. Die drei Kennzeichen einer Freundschaft sind: 1. Es sind Beziehungen, in denen man über vieles reden kann, 2. mit der Verlässlichkeit, dass der andere Dinge nicht weitererzählt und 3. einem hohen Grad an Emotionalität. Ich weiß, der andere ist auch Teil meiner inneren Welt. Das sind also nicht einfach nur Beziehungen wo ich einen Automotor repariere und dafür mein Rasen gemäht wird, sondern es geht tiefer. Heute wissen wir, dass ein Drittel aller Männer richtige Freundschaften haben, im Gegensatz zu zwei Dritteln bei den Frauen. Nun zur eingangs gestellten Frage: Wenn Männer in dieser Form eine Freundschaft haben, ist es meistens eine Freundschaft zwischen einem Mann und einer Frau. Das Problem ist nämlich, dass Männer untereinander ein Rivalitätsgebaren haben, was jeder richtigen Freundschaft zuwiderläuft.

Männer haben ihre geschlechtsspezifische Erziehung und ihre Grunderfahrung mit dem Vater.

Deshalb sind sie meistens distanzierter und schwierig, was Nähe angeht. Männer haben im Grunde die Erfahrung, die Person, mit der sie besser reden konnten, war ihre Mutter.

Sie sind eher darauf geprägt, mit einer Frau zu reden, weil da die Rivalität nicht so stark ist. Die Frau ist verständnisvoll und geht liebenswürdig mit ihm um. Insofern ist es offenbar leichter für Männer, mit Frauen Freundschaften einzugehen als mit anderen Männern. Das Problem ist natürlich, ob es dann wirklich bei einer Freundschaft bleibt.

Eros spielt ja leicht mit hinein.

Es gibt eine Neigung vieler Männer, es nicht bei einer Freundschaft zu belassen, sondern zu testen, ob man mit der Frau auch schlafen kann. Das liegt meines Erachtens nicht unbedingt nur daran, das Männer Platzhirsche sind, die sich immer irgendwo beweisen müssen. Es liegt auch daran, dass viele Männer nicht in der Lage sind, sich über Gespräche so auszudrücken, dass eine gemeinsame Welt, eine gemeinsame Wellenlänge entsteht. Männer schaffen es sehr häufig nur über Körperkontakt, Vertrautheit herzustellen. Auch das haben sie bei ihrer Mutter erfahren, dass Nähe, sich wohl fühlen über Körperkontakt geht.

Und das zerstört natürlich längerfristig die Freundschaft?

Ja. Wenn ich mit jemandem schlafe, ist die Distanz, die eine Freundschaft auch beinhaltet, zerstört. Eine Freundschaft ist immer eine Beziehung mit einer mittleren Distanz. Ich komme dem anderen nahe, aber nicht so sehr und so intensiv, wie das bei einer Partnerschaft der Fall ist. Eine Freundschaft beinhaltet durchaus Erotik, und ich kann auch den Wunsch haben, mit dem anderen zu schlafen. Aber bestimmte Dinge finden in der Realität nicht statt, es gibt eine feine Grenze. Deshalb sind Freundschaften im Normalfall auch haltbarer als Partnerschaften, weil diese Vermengung, wo ich dem anderen sehr nahe bin, wo es schwierig wird, nicht stattfindet. Das miteinander Schlafen ändert die Qualität der Beziehung. Es ist dann keine Freundschaft mehr.

Sind Männer nicht schon freundschaftsfähiger geworden?

Ich würde sagen, es ist heutzutage so, dass immer mehr Männer – bei allem Vorbehalt – doch in der Lage sind, so eine Freundschaft einzugehen. Deshalb glaube ich, dass es so etwas wie platonische Freundschaften zwischen Männern und Frauen durchaus gibt. Das Ganze nimmt zu.

Wie ist das aus Frauensicht? Warum haben immer mehr Frauen gern Freundschaften mit einem oder mehreren Männern?

Je mehr Frauen selbständig ihren Mann stehen, umso mehr verändert sich das Verhältnis zum Mann. Aus einem Unten und Oben ist ein Nebeneinander geworden. Ich habe vor zwei Jahren, als ich Frauen danach gefragt habe, immer zwei Antworten bekommen. Die eine war, dass Frauen gesagt haben, Männer seien in Freundschaften sachlicher. Das hängt damit zusammen, dass Frauenfreundschaften hochemotional sind. Man redet über alles bis hin zu tiefsten Gefühlen. Das macht die Frauenfreundschaften interessant. Es macht sie aber auch verletzlicher. Männer reden wenig über den Beziehungsaspekt in der Freundschaft. Männer reden darüber, was sie gelesen haben, über Börsenkurse und neue Automodelle. Männer sind in den Begriffen, die sie benutzen, sachlicher. Das macht so eine Beziehung sicher auf eine andere Weise interessant. Es macht sie aber auch weniger anfällig für emotionale Störungen. Es gibt Frauen, die das bevorzugen vor einer Busenfreundin. Dass man mit ihm von Stefan Zweig bis Sigmund Freud, über Reisen, wie man ein Haus baut, seine Finanzen geschickt anlegt bis dahin, welches Auto das beste für einen ist reden kann. Das ist insofern eine Bereicherung, als ja heute Frauen Wohnungen und Häuser kaufen, Autos und Aktien.

Und der zweite Aspekt?

Das zweite ist, dass wir generell eine Desillusionierung der Kleinfamilie seit den 70er, 80er Jahren akzeptieren. Wir wissen, dass wir von einem Menschen nicht alles erwarten können. In Partnerschaften gibt es immer das Problem, dass an der Stelle, wo der andere seine größten Vorzüge hat, gleichzeitig auch seine größten Nachteile sind. Das heißt wenn ich einen Partner habe, der zuverlässig und ordentlich ist, ist er normalerweise nicht der Spontanste. Bestimmte Eigenschaften schließen sich aus. Egal, welchen Partner ich wähle, bekomme ich immer Einseitigkeiten und Einschränkungen. Deshalb sind sehr viele Frauen heute soweit, dass sie sagen, es kommt nicht darauf an, dass ich den richtigen Partner wähle, den Traumpartner. Ich weiß, egal, welchen ich wähle, ich bekomme höchstens 70 bis 80 Prozent dessen, was ich will. Ich muss die Einseitigkeit in der Partnerschaft ausgleichen durch eine Vielfalt anderer Männer, die ich in mein Leben mit einbeziehe. Ich sollte das aber so tun, dass es bei einer Freundschaft bleibt, dass also die Ergänzung meine Liebesbeziehung nicht gefährdet.

Leben Frauen heute im Vergleich zu früher vielschichtiger?

Selbstverständlich. Frauen haben sich früher vieles verkniffen, schon deswegen, weil sie mit gesellschaftlicher Ächtung und Strafe rechnen mussten. Wenn Sie zurückgehen in die Zeit nach dem Zweiten Weltkrieg, dann wäre eine Freundschaft zu einem Mann nicht möglich gewesen. Das war absolut tabuisiert. Wenn eine Frau eine intensive Männerfreundschaft hatte, wurde ihr natürlich sofort ein Seitensprung angedichtet. Heute ist das eher möglich, so dass Frauen, denen naturgemäß in der Ehe etwas fehlt, sagen können, ich möchte neben meiner Ehe Bedürfnisse, die dort nicht zur Geltung kommen, durch andere Männerbeziehungen befriedigen. Ich suche mir bewusst Männer, die diese abdecken.

Die Ursache ist also die Eingleisigkeit in jeder Partnerschaft. Wie ist es denn mit dem Liebhaber?

Wenn ich mehrere Freundschaften habe, dann bleibt meine intime Beziehung zu meinem Partner bestehen, der mir das Wichtigste im Leben ist. Die Sexualität ist ihm allein vorbehalten. Zusätzlich habe ich mit meinen Nebenmännern ein Modell, das die Vertrauensbasis in einer Partnerschaft in keinster Weise gefährdet. In dem Augenblick, wo ich mit einem Freund schlafe, kommt es zu einer qualitativen Veränderung. Die meisten Frauen wollen die Beziehung aber nicht gefährden, sind also hochdiskret. Dennoch kommt es zu einer Veränderung der Partnerschaft durch solche Arrangements. Insofern als ich plötzlich über ganz wichtige Dinge, auch über meine Gefühle, nicht mehr reden kann, weil meine Affäre im Geheimen stattfindet. Insofern scheint mir das ein grundsätzlich anderes Modell zu sein, als wenn ich Freundschaften ohne Sexualität pflege. Über die kann ich reden. Hier wird die Frage des Vertrauens innerhalb der Partnerschaft nicht berührt. Beim Seitensprung findet plötzlich ein Prozess statt, der eine Veränderung in der Beziehung bewirkt.

Manche Partnerschaft wird aber durch einen Seitensprung stabilisiert.

Häufig ist es so, wenn man zwanzig oder dreißig Jahre zusammen ist. Man hat gemeinsame Kinder, ein gemeinsames Haus, man weiß, man kann sich aufeinander verlassen, aber die Erotik ist nicht mehr da. Wenn ich mir das irgendwo anders so holen kann, dass der andere es nicht merkt oder nicht merken will, wenn es eine Liebschaft ist und keine volle Beziehung eingefordert wird, dann kann es die Beziehung stabilisieren. Oft ist die Konstellation so, dass beide verheiratet sind. Dann funktioniert es. Nur habe ich dann natürlich etwas aufgegeben. Ich hole mir ja nicht nur die Sexualität. Was ich zum Beispiel in dem Moment aufgegeben habe, ist, dass ich innerhalb der Partnerschaft über alle meine Gefühle reden kann. Das heißt, damit wird immer auch ein gewisser Abstand in der Partnerschaft verfestigt.

Es kann sein, dass Eifersucht etwas Positives hat.

Das kann sein. Ich würde das gar nicht in irgendeiner Weise moralisch beurteilen. Die Frage ist nur, welchen Stellenwert misst man der Sexualität innerhalb einer Partnerschaft bei? Ist das ein normaler Vorgang, dass nach fünf bis sechs Jahren die Sexualität den Bach runtergeht? Der Analytiker Reich hat es sehr klar gesagt, und auch Biologen meinen, dass das Interesse am Sex drei, vier, fünf Jahre anhält, und dann geht es vorbei. Es wird vermutet, dass die Natur das so eingerichtet hat, dass man mehrere Jahre eng zusammenbleibt, damit in dieser Zeit die Kinder erzogen werden können. Das ist von den Genen so gesteuert. Was übrig bleibt ist eine kameradschaftliche Beziehung.

Wenn das so wäre, dann wäre es vernünftig, dass man die Kameradschaft beibehält und das sexuelle Bedürfnis mit anderen befriedigt.

Die Sache ist komplizierter. Sexuelle Probleme sind nämlich immer auch Beziehungsprobleme. In dem Augenblick, wo man nicht mehr miteinander schläft, entfremdet man sich in der Partnerschaft. Es gibt Dinge über Dinge, über die man nicht mehr redet. Es gibt Verletzungen, die nicht mehr aufgearbeitet werden. Jetzt kommt ein bestimmter Status quo zustande. Durch diesen Rückzug von beiden, wo man einerseits nicht mehr verletzt werden kann, andererseits aber noch miteinander umgeht, kommt man auf eine mittlere Distanz in einer Beziehung. Dadurch verranzt im Laufe der Zeit die Sexualität. Wenn ich fremdgehe, dann gebe ich mich mit einem bestimmten Zustand in der Partnerschaft zufrieden. Dieser Zustand wird dann zementiert.

Es ist aber sehr unwahrscheinlich, dass die Lust auf die eigene Frau/den eigenen Mann wieder auflebt.

Das ist grundsätzlich schade, in solch einem Prozess ist immer etwas Resignatives. Es sind ja meist durchaus lebenserfahrene Frauen, die dann sagen, einen besseren Mann gibt es nicht. Schwierig sind eigentlich alle Männer. Ich habe mich im Leben umgeguckt, und ich habe keine Lust, diesen Mann zu verlassen. Mein Mann ist durchschnittlich wie alle, und ich finde eine pragmatische Lösung. Klingt immer sehr klug, hat aber etwas an sich, wo man das Ringen um bestimmte Probleme aufgegeben hat. Ich will in keiner Weise diese Entwicklung als unklug bezeichnen, es ist nur so, dass ich sagen muss, mir persönlich wäre eine Beziehung, die lebendig bleibt – auch nach langer Zeit lebendig bleibt, weil die Menschen weiter Lust aufeinander haben –, sympathischer. Ein hohes Ideal, ich weiß.

Die modernen Modelle haben etwas Pragmatisches.

Ich würde sie in keiner Weise verurteilen. Aber es ist ein Kompromiss, wenn wir so vorgehen. Mein Herz schlägt noch auf einer anderen Seite. Die Hoffnung ist ja, dass wir das Seelische, das Körperliche und das Geistige in einer einzigen Partnerschaft zusammenbringen. So gesehen sind Modelle mit Seitensprung immer das Eingeständnis eines Scheiterns am Zustandebringen dieser Ideale. Aber wir haben die Trennung in anderen Lebenslagen auch. Im Beruf, in Freundschaften und in der Ehe. Wir haben sehr verschiedene Lebensbereiche, und das ist gut so. Dadurch haben wir ein gewisses Maß an Freiheit. Sicher kann man sich die Frage stellen, ob man, wenn es zu schwierig wird, nicht einfach Bereiche trennt. Dass man sagt, da habe ich meine Hauptbeziehung im Leben, und dort hole ich mir die Sexualität. Nur, vom Vertrauen her und auf unsere innere Stabilität bezogen, die zum großen Teil darauf beruht, dass wir einen Menschen haben, der unverwechselbar ist, tun wir uns keinen Gefallen. In dem Moment, wo ich meine Sexualität woanders befriedige, geht der Pakt, den man einst geschlossen hat, verloren.

Zurück zur Freundschaft: Frauen wollen sich heute gern die männliche Sicht erklären lassen.

Da stecken zwei Dinge drin. Das eine ist die Frage: Wie denken Männer? Man will den eigenen Partner besser verstehen. Wenn ich Eheprobleme habe und rufe die beste Freundin an, dann ist die Gefahr groß, dass sie auf den Ehemann schimpft, die Freundin in ihrer Wut unterstützt. Da ist es natürlich hilfreicher, einen anderen Mann zu fragen, wie der das sieht und wie der das interpretiert. Wenn der männliche Freund die Situation erklären kann, ist das sehr hilfreich. Frauen neigen ja in Freundschaften dazu, einen hohen Grad an Übereinstimmung herzustellen. Sie haben das Bestreben, sich in den anderen einzufühlen. Sie wünschen sich, dass sehr viel über Emotionen gesprochen wird. Doch die männliche Art, sachlich, ruhig und distanziert an etwas heranzugehen, kann einfach eine interessante Bereicherung sein.

Männliche Freunde sind heute immens wichtig. Weil ein Partner die unterschiedlichen Bedürfnisse, die Frauen haben, gar nicht abdecken kann. Freundschaft zu Männern entlastet die Partnerschaft. Oft gehen nämlich die Beziehungen in die Brüche, in denen ein einziger Mann alles erfüllen soll, was die Frau sich erträumt. Es werden zu viele Wünsche auf den Partner projiziert. Diese Erwartungen sind einfach zu hoch, Freundschaften entlasten sie.

Männerüberschuss

Lange Jahre geisterte das Schlagwort herum, es sei wahrscheinlicher für eine Frau über 40, von einem Tiger gefressen zu werden als einen Mann zu finden. Heute wissen wir, dass das definitiv nicht stimmt! Tatsache ist, dass es in der Altersgruppe, die im und nach dem Zweiten Weltkrieg geboren wurde, einen massiven Männerüberschuss gibt. Für die bis Mitte 50-jährigen gilt, dass es 1,6 Millionen mehr Männer als Frauen gibt.

Das hat die Natur, wie Professor Jürgens von der Universität Kiel auch im Interview erklärt, so eingerichtet, weil Männer nicht so robust im Überleben sind wie Frauen. Die Säuglingssterblichkeit bei Jungen war immer größer als die bei Mädchen, Männer werden eher krank und sterben auch eher als Frauen. Sie zogen in Kriege und fielen, wurden von Seuchen und Epidemien in größerer Zahl dahingerafft als die Frauen. Um dem entgegenzuwirken, dass es mit der Zeit einen massiven Frauenüberschuss gibt, hat die Natur es so eingerichtet, dass die durchschnittliche Geburtenrate von Jungen um 6 Prozent höher liegt als die der Mädchen.

Früher war es so, dass dann im heiratsfähigen Alter ungefähr gleich viel Männer wie Frauen auf dem Heiratsmarkt waren und jeder »Topf« einen »Deckel« bekam. Seit die Kinder- und Säuglingssterblichkeitsrate durch die Errungenschaften der Medizin rapide gesunken ist, bei uns kein Krieg herrscht, niemand auswandert und die Seuchengefahr gebannt ist, bleiben von jedem Jahrgang diese 6 Prozent mehr Männer erhalten. Und solange die Situation bei uns so bleibt, wie sie ist, wird sich das für die nächsten Generationen nicht ändern. Es wird immer mehr Männer geben, für die einfach keine Frau vorhanden ist. In jedem Jahrgang werden 6 Prozent mehr Männer ins heiratsfähige Alter hereinwachsen als Frauen. Die Zahl der Überschussmänner wird sich stetig erhöhen.

Tatsache ist, dass es diesen Männerüberschuss bis ins Alter der 50-jährigen hinein gibt. Erst Ende 50 gleichen sich die Zahlen an, und sie kippen für die Älteren, weil im zweiten Weltkrieg viele Männer gefallen sind. Für die älteren Damen gibt es also nicht wesentlich mehr Männer. Und da Frauen eine höhere Lebenserwartung haben, spitzt sich die Situation im hohen Alter zu. In Altersheimen und auf Seniorenveranstaltungen sind oftmals reine Frauengruppen anzutreffen.

Manche Wissenschaftler halten das Klima für einen ausschlaggebenden Faktor für die Anzahl der Zeugung männlicher oder weiblicher Säuglinge. So hat der deutsche Zoologe Alexander Lerchl 1999 das Resultat einer Studie veröffentlicht, bei der er die Geburtsdaten in Deutschland geborener Mädchen und Jungen mit den jeweiligen Temperaturdaten in Verbindung gesetzt hatte. Er stellte eine signifikante Wechselbeziehung fest. Seine Untersuchung hatte untermauert, dass im Sommer mehr Jungen als Mädchen gezeugt werden und dass das auch im Winter der Fall war, wenn es vorübergehend wärmer war (*Spiegel online*, März 2000). Biologen vermuten, dass sich möglicherweise die Spermien mit den Y-Chromosomen in der Wärme erst richtig entfalten können.

Aus der Tatsache des Männerüberschusses leiten Anthropologen das gelockerte Verhalten von Frauen Männern gegenüber ab. Sie vermuten, dass das Unbewusste da eine Rolle spielt, dass die intuitiv besser ausgestatteten Frauen ihre Übermacht erspüren und sich so einfach mehr Männer leisten als nur den einen, wie es früher üblich war.

Aus dieser Tatsache ergibt sich, dass auch Bemerkungen von Frauen über Männer nicht ganz der Wahrheit entsprechen. Nicht alle Männer sind besetzt oder unbrauchbar. Und rein statistisch gesehen gibt es genug Männer für Frauen in der Lebensmitte. Es gibt auch genug Männer, die eine altersmäßig zu ihnen passende Frau suchen. Im Alter zwischen dem 45. und 64. Lebensjahr gibt es allein 762000 Singlemänner. Hinzu kommt, dass Frauen sich immer häufiger auch einen jüngeren Mann leisten, was die Zahl der für sie möglichen Männer noch vergrößert. Was früher an der Tagesordnung war, dass der Mann wenigstens drei bis fünf Jahre älter als die Frau sein musste, gilt so nicht mehr. Zusammengefasst kann man sagen, dass sich die Situation für Männer auf dem Heiratsmarkt rein zahlenmäßig immer mehr verschlechtert. Allein schon deswegen haben Männer allen Grund, an sich zu arbeiten. Frauen dagegen haben die Wahl.

Interview mit dem Bevölkerungswissenschaftler Prof. Hans W. Jürgens von der Universität Kiel

Welchen Einfluss hat die Pille darauf, dass Frauen mehrere Männer haben?

Da es zuverlässige Methoden der Geburtenkontrolle gibt, ist die Frau nicht mehr vom Mann abhängig. Wenn sie die Pille nimmt, hat sie die Kontrolle über die Verhütung. Dadurch können Frauen einschlägige Wünsche in Bezug auf Männer häufiger und risikoloser realisieren. Wenn Sie jetzt einer Soziobiologin feministischer Richtung in die Hände fallen, würde diese erzählen, dass Frauen viel souveräner sind, seit sie ihre Menstruation diskret halten. Zum Vergleich: Bei einem Schimpansenweibchen weiß man, wann sie ihre fruchtbaren Tage hat. Beim Menschen ist es so, dass Männer das nicht von außen feststellen können. Diskretion bei der Menstruation plus Pille bedeuten, Frauen beherrschen die Situation. Sie geben nicht mehr bekannt, dann und dann bin ich fruchtbar, dann unfruchtbar, alles das ist vom Mann nicht mehr kontrollierbar. Jüngere Frauen – man kann sagen etwa bis Mitte 50 – sind dazu in der glücklichen Situation, dass es einen massiven Männerüberschuss in unserer Gesellschaft gibt. Wir haben 1,6 Millionen Männer zu viel.

Das bedeutet, dass nicht jeder Mann eine Frau bekommt.

Das sind die Männer, die Seitensprungagenturen frequentieren oder One-night-stand-Agenturen. Sie müssen mal im Internet gucken, was es da inzwischen alles gibt. Es ist heute so, dass die Frau die Auswahl hat, während Männer, die nicht attraktiv genug sind, keine Frau abbekommen. Das war früher anders in unserer Gesellschaft, da hatten wir die sogenannte Frauenfrage.

Welche Ursachen hat das?

Bei der Geburt gibt es einen Männerüberschuss. Es kommen immer 6 Prozent mehr Jungen auf die Welt als Mädchen. Das ist so, solange man denken kann. Es gilt in der ganzen Welt. Die Natur hat es so eingerichtet, weil Männer eine etwas höhere Sterblichkeitsrate haben als Frauen. Als die Kinder- und Säuglingssterblichkeit noch hoch war, starben deutlich mehr männliche Säuglinge. Im Heiratsalter gab es den Überschuss nicht mehr, weil die Jungen inzwischen verstorben waren. Die Natur hatte das angeglichen, und jedes Töpfchen fand ein Deckelchen.

Diese 6 Prozent Überschussjungen waren also im Heiratsalter schon verbraucht.

Und dann ging die Männersterblichkeit darüber hinaus oft weiter. In Kriegen besonders, bei der Auswanderung auch, oder durch Epidemien und Seuchen. Ab dem 20. Lebensjahr gab es dann oft einen zunehmenden Frauenüberschuss. Das war immer ein soziales Problem. Was macht man mit den überschüssigen Frauen? Nun hat sich das völlig verändert. Wir haben bei der Geburt immer noch den Jungenüberschuss von 5–6 Prozent. Aber Kindersterblichkeit und Kriege gibt es hier nicht mehr. Das bedeutet, die Überschussmänner sind auf dem Markt. In jedem Jahrgang wachsen 6 Prozent zu viel Männer heran, wachsen 6 Prozent zuviel ins heiratsfähige Alter.

Bis zu welchem Alter gilt das genau?

Auch im Alter der 40- bis 50-jährigen gibt es noch einen Männerüberschuss. Das gleicht sich erst gegen Ende 50 an. Keine Frau in mittleren Jahren – wenn sie dann auch noch bereit ist, einen jüngeren zu nehmen – muss befürchten, keinen Mann abzubekommen. Bei den alten Damen, wenn sie erst über 80 sind, gibt es viel mehr Frauen als Männer. Da sind die Männer auf natürlichem Wege weggestorben und sterben laufend weiter. Da die Frauen noch eine längere Lebenserwartung haben, sind sie im hohen Alter unter sich. Wenn Sie auf Seniorenveranstaltungen gehen, da treffen Sie reine Frauenvereine.

Was bedeutet das für die jungen Frauen?

Die meisten wissen das gar nicht. Aber möglicherweise bekommen sie das instinktiv mit. Und sehen sich instinktiv nach mehreren Männern um. Richtig im Bewusstsein ist es allerdings nicht verankert. Und unsere Gesellschaft hat es bis heute auch nicht richtig begriffen, sonst würde man nicht immer noch die Vorstellung haben, ein anständiger Junge findet auch eine Freundin. Wenn 1,6 Millionen Mädchen fehlen, wo soll er die herbekommen?

Dann ist es ja gut, dass Frauen heute Freunde und Liebhaber haben.

Das sehe ich als sinnvolle Geschichte der Arbeitsteilung. Warum soll ich mir den Universalmann, den ich doch nicht bekomme, nicht sektionsweise heranholen? Sicher ist das ein sehr modernes Verfahren.

Hat das etwas mit Spezialisierung zu tun? Der ist für das gut, der andere für jenes?

Die Industriegesellschaft ist damit groß geworden, dass sie die Spezialisierung schuf. Nicht mehr jeder macht alles selbst, denn es gibt den Spezialisten. Er kann das besonders gut, ich kann etwas anderes besonders gut, das können wir austauschen. Man kann vermuten, dass die jahrzehntelang betriebene Spezialisierung aufs Partnerschaftsleben abgefärbt hat.

Frauen sind heute unabhängig vom Mann. Umgekehrt ist das aber nicht so. Frauen sind vielschichtiger.

Meine These ist, dass serielle Monogamie das einzig Richtige für unsere heutige Situation ist. Also einen Mann zur Zeit, aber mehrere hintereinander. So bekommen mehr Männer eine Frau. Und die Bedürfnisse der Frauen nach verschiedenen Männern kommt auch nicht zu kurz.

Das hat sich im Laufe der Entwicklung ja völlig auf den Kopf gestellt.

Allerdings. Vorindustriell hatten wir eine Erzeuger- und Verbrauchergemeinschaft. Da hatte jeder Ehepartner seine klar definierte Aufgabe, die musste er erfüllen. Beide mussten arbeiten. Die Arbeitssituation war so verteilt, dass jeder wusste, was er zu tun hatte. Im frühen Industriezeitalter wurde dann der Mann zum Ernährer. Die Frauen waren für den Sex da und bekamen Kinder. Dann gab es eine bürgerliche Bewegung in der ersten Hälfte des 19. Jahrhunderts, da versuchte sich die Frau des triebhaften Mannes zu erwehren. Es wurde erstmals die Geburtenkontrolle gefordert.

Solange die Frau mitarbeiten musste, war sie ja nicht so abhängig.

Richtig. Aber nach der Industrialisierung kam die Frau zunehmend in die Situation, dass sie ihm zwar das Essen in den Betrieb brachte, sich um die Kinder kümmerte, aber sie war nicht mehr selbst wirtschaftlich aktiv. Daraus ergab sich eine große Abhängigkeit vom Mann. Während davor beide voneinander unabhängig waren, war plötzlich der Mann der Alleinverdiener, und jetzt musste die Frau sich fügen. Erst da kam eigentlich die Phase, in der es den Frauen sozial gesehen schlechter ging, in der ein großer Leidensdruck entstand.

Der Mann hatte bis 1962 das Recht auf Geschlechtsverkehr, ob die Frau wollte oder nicht. Zudem gab es viele Tabus.

Und wenn Sie vor 1962 in der Drogerie Kondome kaufen wollten, gab es dafür Vorschriften. Sie durften nicht einfach sagen, »Ich möchte Kondome haben«. Es musste sichergestellt sein, dass Sie das nicht in Anwesenheit von Frauen sagten. In den Kondompackungen waren Zettel, auf denen stand zu lesen: Bitte eine weitere Packung. Das schoben Sie diskret über den Tisch, dem Drogisten in die Hand, und der war verpflichtet, ihnen in einer neutralen Verpackung die Kondome herüberzuschieben. Bis 1962! Deswegen ist Frau Uhse über den Versand so groß geworden.

Sie machen in den USA und Japan Ehetrainings. Müssen in ihren Ehetrainings Männer mehr lernen als Frauen?

Ja, die Männer müssen mehr lernen. Während die Männer ihr Gefühlsleben kennen lernen müssen, müssen die Frauen lernen, die Männer realistischer zu sehen. Sie haben immer noch die Vorstellung, dass die Balzübungen, die Männer veranstalten, lebenslänglich funktionieren und vorhalten.

Wie ist der Mann?

Kommunikationsschwach. Da ist etwas dran.

Wie lange dauern diese Trainings?

So ein Partnerschafts-Training dauert ein Vierteljahr als Wochenend-Training. Wenn Sie dann gesettlet sind, gibt es das Family-Training. Da sind uns die Amerikaner meilenweit voraus. Im Family-Training kommt der Babyschock vor. Wenn Frauen völlig verunsichert sind, alles richtig machen wollen, aber nicht wissen, wie. Was mache ich, wen frage ich? Die amerikanische Mutter hat Dr. Spock. Bei uns hat die Frau ständig das Gefühl, sie macht etwas falsch.

In Amerika wird man schon in der Schule mehr auf das Leben vorbereitet als bei uns.

Die Amerikaner haben Family-Life in der Schule. Das ist bei uns stark defizitär. Und wenn ich dafür Reklame mache, wird gesagt, die Scheidungsraten in den USA sind ja trotzdem so hoch. Das ist richtig, bloß die Leute kommen da nicht so beschädigt raus wie bei uns. Die lernen, sich vernünftiger zu trennen, die Kinder nehmen nicht so viel Schaden. Das ist ein völlig anderes Schnittmuster. Sich an den Scheidungsraten hochzuziehen, geht voll daneben.

Wie finden Sie es, dass ein Mann zu wenig ist für die moderne Frau?

Dass Frauen heute sagen, ein Mann reicht mir nicht, halte ich für ein ganz vernünftiges Verhaltensmuster. Es konterkariert die gegenwärtige Definition von Treue. Es ist einerseits irgendwie ein monogamer Trend da. Und es muss mit einem zweiten und dritten Mann ja nicht gleich in den intimeren Bereich gehen. Ein oder mehre Freunde können für den emotional-intimen Bereiche da sein, so dass man bei Problemen Anlaufstellen hat. So, wie man früher auch den Pastor fragte, den Lehrer und den Arzt.

Inwiefern hat sich der Treuebegriff gewandelt?

Wir haben gerade eine Untersuchung durchgeführt, was heute unter Treue verstanden wird. Wenn Sie verreisen und es ergibt sich irgendwo ein Seitensprung – das wird nicht unbedingt als Untreue ausgelegt. Aber wenn Sie bei einer Party mit Ihrem Mann am Tisch sitzen und sich im Wesentlichen mit jemand anderem unterhalten, dann zählt das zu einem Verstoß gegen das Gebot der Treue. Dann wird der Mann eifersüchtig, das hält er seiner Frau vor.

Sind Männer die besseren Berater für Frauen?

Wenn man den Ratgeber sucht, macht es ja durchaus Sinn, eine Arbeitsteilung oder die Spezialisierung zu haben. Man befragt immer den, der am meisten dazu zu sagen hat. Wenn es um Probleme mit Männern geht, ist das eben der männliche Berater. Das ist ja letztendlich vernünftig. Und das kann man emotionsfrei handhaben. Die Kunst ist, dass man das dem eigenen Partner richtig verkauft. Dass es sich nicht um einen Verstoß gegen die Treue handelt, weder im traditionellen Sinne noch im modernen Sinne. Es kann eine Partnerschaft ja durchaus stützen, wenn man nicht alles allein vom Partner erwartet. Ich bin beispielsweise Anlaufstelle für eine Vielzahl von Frauen, die Probleme mit Männern haben – ich weiß nicht, warum. Nun habe ich in keinster Weise im Sinn, mit denen allen ein Verhältnis anzufangen.

Dann geht es beim Mann als Berater also um die männliche Sicht.

Meine Einschätzung ist, dass man mit der besten Freundin

doch immer wieder in Konkurrenzsituationen gerät. Dass die Freundin ihr Wissen ausnutzt. Der Begriff Freundschaft ist ja schwer zu definieren. Ist die beste Freundin, wenn es drauf ankommt, in Teilbereichen nicht auch die intimste Feindin? Wenn man da ein männliches Wesen konsultiert, das freundlich interessiert ist, ist das rein emotional gesehen weniger riskant.

Gibt es platonische Liebe? Ohne Eros? Geht das?

Allein die Wortkombination platonische Liebe. Liebe zwischen Mann und Frau ist die eine Sache. Darüber kann man in endlosen Variationen spekulieren. Platonische Liebe ist die Situation, dass da zwei Leute sind, die in der Lage wären, auch platonisch zu lieben, und es aus irgendwelchen Gründen dann doch nicht tun. Beispiel: Es gibt Studentinnen, da bin ich sozusagen Großvater oder Onkel. Ich käme aber nicht auf den Gedanken, und sie vermutlich auch nicht, dass wir in sexueller Hinsicht aktiv werden könnten. Aber was ist das, was wir da haben. Ist das eine platonische Beziehung? Das ist eben keine platonische Beziehung, das ist irgendeine emotionale Beziehung, wobei ich mir nicht unbedingt wie der beratende Großvater vorkomme.

Sind die Erwartungen an den Mann zu hoch geschraubt?

Erstens das. Und was weiß die Frau denn tatsächlich über ihren Mann? Es gilt heute bei uns als unfein, sich dafür zu interessieren: Wie sieht sein Elternhaus aus, wie ist der soziale, finanzielle, bildungsmäßige und familiäre Hintergrund?

Das tut man nicht. Dass letztlich Verhaltensmuster voraussagbar sind, wenn ich weiß, woher der Bursche kommt, weil da dann bestimmte Schnittmuster ablaufen, darauf kommt es an. So gesehen erwarten die Frauen zu viel, weil sie sich nicht informieren.

Was wäre noch wichtig, vom Mann zu wissen?

Wo ist er zur Schule gegangen, in welcher Stadt? War er im Internat? War er zu Hause? Hat die Familie viele Ortswechsel absolviert? Haben die immer auf dem Lande gelebt oder immer in der Stadt? Wo der Werdegang ähnlich dem der Frau ist, ist eine viel größere Garantie gegeben, dass gemeinsame Auffassungen vorhanden sind. Wenn er etwas ablehnt, weiß man dann wenigstens, aus welchem Umfeld er das ablehnt. Wenn ich einen Partner habe, von dem ich wenig weiß, und ich entdecke dann zufällig, wie er wirklich ist, dann denke ich doch, wenn ich das vorher gewusst hätte …

Sind die hohen Glückserwartungen, die wir heute haben, überhaupt zu erfüllen?

Wenn die Partnerschaften nicht in einen Ehevertrag, sondern in eine GmbH mündeten, würde man sich sicher genauer angucken, wen man als Partner mit hineinnimmt, weil es ganz klare wirtschaftliche Folgen hat, wenn es nicht läuft. Wichtig ist, dass man das sieht, dass man Güterabwägung betreibt. Es geht auch nicht darum, wer Recht hat und wer Unrecht. Ich habe immer den Eindruck, unsere Schulen haben da ein ganz großes Defizit.

Der romantische Mythos und die moderne Form, ihn pragmatisch zu leben

Wir alle sind heute mehr oder weniger Realisten, die meisten Liebesgeschichten, gerade die dramatischen und schönen, nur noch Kurzgeschichten. Sie sind umso schöner, je tragischer sie enden.

Psychologen, Philosophen, Dichter und Denker wissen, dass die romantische Liebe höchste Intensität erlangt, wenn sie heimlich gelebt werden muss, wenn sich ihr Steine in den Weg legen. Es heißt, dass die erste Liebe, die unerwiderte Liebe und der Ehebruch die Leidenschaft am stärksten wecken. Das alles bietet eine feste Partnerschaft nicht. Gewohnheit, das Wissen, wie der andere reagiert, wie er seinen Alltag mit seinen zahllosen Verrichtungen lebt, tötet jede Romantik. Sobald die Geheimnisse umeinander verschwinden, stirbt die romantische Liebe und mit ihr die Leidenschaft.

Eine Affäre bietet den richtigen Rahmen, um diese Romantik wieder aufblühen zu lassen. Gerade durch das, was man nicht miteinander machen und teilen kann. Der Seitensprung weckt Schmetterlinge im Bauch und nährt das Gefühl der Verliebtheit. Und das möchte man dann für immer haben. Neuere Forschungen haben gezeigt, dass die Leidenschaft nicht zu gering einzuschätzen ist. Der Mensch braucht sie – emotional und körperlich. Erotische Gefühle helfen Mann und Frau, sich jung, lebendig und glücklich zu fühlen. Die bei der Verliebtheit ausgeschütteten Hormone unterstützen das Immunsystem.

Und so scheint es ein Kunststück zu sein, die Wünsche nach Stabilität und nach wilder Leidenschaft unter einen Hut zu bekommen. Auch in diesem Bereich sind die Frauen wieder die Pragmatischen. Sie halten sich Lieben, aus denen sie beides ziehen. Oft halten die geheimen Verhältnisse über viele Jahre, weil durch die Fantasie die schönen Gedanken aufrechterhalten werden. Eine Affäre ist so gesehen oft mehr Zuwachs an schönen sehnsuchtsvollen Gedanken als eine reale Liebe. Und die Gedanken beflügeln den oft routinierten, spröden Alltag aufs angenehmste.

Früher wollten Frauen von Männern nur eins: geheiratet werden und bis ans Lebensende versorgt sein. Heute stellt sich das sehr viel differenzierter dar. Die Wünsche variieren nach Lebensphasen und gesellschaftlichem Sein, also zum Beispiel, ob eine Frau ihre Zeit mehr ihrem Beruf widmet oder ihrem Privatleben. Wir leben zudem in schwierigen Zeiten. Nichts ist mehr für immer.

Männer bestimmen in fast allen Bereichen das Leben von Frauen mit, und sie sind die häufigste Ursache, wenn Frauen sich schlecht fühlen. Deshalb lesen Frauen massenhaft psychologische Ratgeber und suchen psychotherapeutische

Praxen auf. Meist sprechen sie dann über Männer. Männer, die ihr Leben beeinflusst haben, Männer, die sie verletzt, gekränkt, behindert, belogen oder misshandelt haben. Und immer wieder sind Frauen verbittert und wütend, wie Männer ihr Leben gestalten, wie sie sich in ihr Leben mischen und dass sie immer noch eine so große Rolle spielen. Trotz Frauenbewegung und Emanzipation. Und da Frauen täglich mit Männern zu tun haben, sich auf den verschiedensten Ebenen mit ihnen auseinandersetzen müssen, nehmen Männer im Denken der Frauen viel Raum ein. Wenn Frauen die Zeit aneinanderreihen könnten, in der sie über Männer nachdenken, würden Jahre und Jahrzehnte dabei herauskommen. Überall gibt es Situationen, wo sie mit von Männern verursachten Problemen klarkommen müssen.

Was Frauen von Männern wollen, ändert sich ständig. Immer weniger ist aber der Mann in seiner traditionellen Rolle gefragt. Der Mann als Beschützer und Versorger ist nur noch in der Zeit des Kinderkriegens und -aufziehens gewollt. Das ist aber eine überschaubare Phase im Leben von Frauen, die immer kürzer wird. Bereits heute arbeiten 50 Prozent aller Mütter. Die meisten Frauen der jüngeren Müttergeneration vertreten heute das Prinzip, dem Kind bis ins Kindergartenalter, also bis zu 3 Jahren ungeteilte Aufmerksamkeit zu widmen. Ab dann kümmern die meisten Mütter sich wieder um sich selbst.

In dieser Phase wären die Männer in gleichberechtigter Rolle gefragt. Es ist aber paradoxerweise die Phase, wo die alte Rollenteilung funktioniert. Und das nicht zum besten, für die Haltbarkeit der Beziehung.

In der Phase davor wollen Frauen sich durch Männer bestätigen lassen, begehrt werden. Ob sie mit einem Mann zusammenziehen, überlegen sie sich fünfmal. Bevor die Phase der Abhängigkeit beginnt, toben Mädchen sich aus. Kaum eine geht heute noch unerfahren in eine feste Partnerschaft. Und da der Zwang entfällt, irgendwann heiraten zu müssen, handeln junge Frauen heute oft nach dem Motto: festhalten und weitersuchen. Geheiratet wird in der Regel frühestens, wenn eine Schwangerschaft existiert. Nicht mehr wie früher in der Reihenfolge: erst vor den Traualtar, dann die Existenz gesichert, Häuschen gebaut, geheiratet und Kinder bekommen.

Wenn es in der Kinderphase dann erst mal aus ist mit der Gleichberechtigung, wächst der Unmut der meisten Frauen über den Mann. In dieser Phase wünscht man sich einen, der sich engagiert kümmert, und nicht einen, der plötzlich wieder ganz altmodisch ist und sich entzieht. Wenn die Partnerschaft nicht mehr funktioniert und die Frau den Entschluss fällt zu gehen, wünscht sie sich in der Regel eine friedliche Trennung. Nach dem Motto: Miteinander geht nicht mehr. Also ohne einander, aber friedlich, der gemeinsamen Kinder wegen.

Alle mit diesen Bereichen befassten Fachleute bieten Möglichkeiten für Beratungen an. Rechtsanwälte, Sozialarbeiter und Psychologen sind bestrebt, Parteien, die nicht mehr miteinander können, an einen Tisch zu holen, um die Modalitäten der Trennung zu gestalten. In dieser Phase wollen Frauen, dass auch der Mann einlenkt. Gelingt eine friedliche Trennung, ist das für beide ein Reifungsschritt.

Nach der Scheidung wollen Frauen meist nur noch einen,

der »ganz anders« ist. Das, was sie mit dem Vater ihrer Kinder mitgemacht haben, wollen sie auf keinen Fall wiederholen. Beim Ausprobieren unterschiedlicher Männertypen reift fast immer die Erkenntnis, dass es den idealen Partner, Freund, Vater, Mann in einer Person nicht gibt.

In der Mitte des Lebens angekommen, rückt der Spaßaspekt mit dem Mann in den Vordergrund. Frauen suchen wieder mehr die Bestätigung. Jetzt mit der Fragestellung: Bin ich noch attraktiv? Werde ich noch begehrt? Moderne Frauen über 40 sind heute enorm gefragt. Sie wissen, was sie wollen, und manchem Mann macht das Angst. Sie sind genussfähig, unabhängig und attraktiv und gerade, dass sie sich nicht an einen Mann hängen wollen, macht sie häufig noch begehrenswerter. Frauen können in vielem nachsichtiger sein. Lockere Bindungen sind in dieser Phase interessant. Warum sich festlegen? Es geht doch auch so.

In fortgeschrittenem Alter, wenn das Leben nicht mehr full speed ausgelebt wird, sehnen sich Frauen dann wieder nach einem zuverlässigen Begleiter, der auch eine Stütze ist. Mit dem sie ihr Leben teilen können, ihre Freuden und auch ihr Leid. Das ist die Phase, wo Frauen mit Männern wieder fester zusammenwachsen möchten.

Interview mit dem Bremer Personal- und Persönlichkeitsberater Norbert Pelzer, Vorstand des Deutschen Verbandes für Psycho-Physionomik nach Carl Huter e.V.

Frauen und ihr gesellschaftlicher Status haben sich verändert. Wie hat sich das auf das Auftreten und die Körpersprache ausgewirkt?

Im Laufe der Jahrzehnte haben sich Merkmale herausgebildet, die es vorher nicht gegeben hat. Selbstbewusstseinsmerkmale. Selbstbewusst sein heißt, sich seiner naturellmäßigen Stärken und Schwächen bewusst zu sein. In meiner Arbeit ist mir regelmäßig aufgefallen, dass man sich speziell seiner Stärken kaum bewusst ist, und wenn doch, diese heruntergespielt werden. Aber die Schwächen werden aufgeplustert, als ob es dafür Preise gäbe. Der reinste Masochimus! Gerade Frauen spielen dieses Spiel, das aus der Vergangenheit verständlich ist, weil Frauen schon in der Kindheit und Jugend den Männern unterstellt wurden. Selbstbewusst sein heißt, willensstark und durchsetzungsfähig zu sein, und das drückt sich in Mimik und Körpersprache aus. Das veränderte Auftreten vieler Frauen manifestiert sich beispielsweise im Gang. Frauen in den 60er und 70er Jahren hatten einen schmalen Tritt, so dass sie in der Schmalspur waren. Heute ist das Auftreten dem der Männer ähnlich. Hosen sind selbstverständlich. Frauen stehen breitbeinig da, sie schlagen nicht mehr so selbstverständlich die Beine übereinander oder verschränken die Arme vor der

Brust. Der Blick ist gerade geworden, die Augenlider nicht mehr zu Boden geschlagen, und auch eine gewisse Aggression wird von vielen Frauen ausgestrahlt. Da hat sich einiges verändert. Was manche Frauen missverstehen, ist, dass sie glauben, sie müssten es den Männern gleich tun. Das ist natürlich völliger Blödsinn. Frauen in Führungspositionen sind sowieso besser als Männer, und da sollten sie ihre eigenen Stärken ausspielen. Wir wissen ja heute, Frauen können umfassender fühlen und denken als Männer. Männer sind Schmalspurmenschen. Frauen sind vielschichtig denkend und fühlend. Sie sind emotional so offen, dass sie viel mehr mitbekommen als Männer. Stimmungen, Atmosphären werden von Frauen wahrgenommen. Frauen haben Fingerspitzengefühl und sind mit mehr Intuition ausgestattet.

Frauen können heute leben, was in ihnen steckt.

Frauen konnten ihre Bedürfnisse früher nicht ausleben. Sie konnten sich nicht von Männern trennen, weil das materiell überhaupt nicht möglich war. Wenn Frauen heute bei einem Mann merken, sie treten auf der Stelle, der Mann ist weder lernfähig noch lernwillig, trennen sie sich. Huter hat am Anfang des Jahrhunderts vehement darauf bestanden, dass die Frau dem Mann gleichzusetzen ist. Dass sie zur Uni gehen, die gleiche Ausbildung wie Männer haben sollte.

Viele Frauen sagen heute nach einer enttäuschenden Partnerschaft, ich nehme mir von mehreren Männern, was ich brauche.

Das ist ein nachvollziehbarer Trend. Als Partner sucht sich die Frau das vom Mann, was jeweils zu ihrem Lebensabschnitt passt. Da kann es sein, dass sie mehrere Männer gleichzeitig braucht oder mehrere hintereinander. Die Übergänge sind fließend. Da sie viel umfassender denkt und fühlt, nimmt sie sich häufig von zwei, drei oder vier Männern das, was sie braucht. Für Beruf, Freizeit, Liebesleben wird der jeweils optimale Partner gewählt.

Ist das Resignation?

Nein, das ist Bewusstsein. Gepaart mit Erfahrung. Früher haben die Frauen gekämpft. Im Laufe der Jahre ist eine gewisse Gelassenheit aufgekommen. Statt Kampf wieder Aufeinanderzugehen. Das wird sich noch weiter entwickeln. Ich sehe das als Trend für die nächsten zwanzig bis dreißig Jahre, dass Frauen und Männer gelassener aufeinander zugehen. Es ist die Gelassenheit der Erkenntnis bei Frauen. Sie sagen immer öfter, gut, die Kerle sind, wie sie sind, dann nehme ich mir eben, was ich brauche. Früher wurde verzweifelt versucht, den Mann zu verändern, heute sagen viele Frauen, vor allem jenseits der 40, für manche Dinge will ich einen Mann, für andere brauche ich keinen. Oder: Ich brauche einen Mann nicht ganz und ausschließlich. Frauen können ja auch da besser differenzieren und sind deshalb zur Vielmännerei durchaus in der Lage. Der Trend wird in Zukunft immer mehr in die Richtung Freundschaft zwischen Mann und Frau gehen. Und zwar unabhängig vom Bett. Und so nehmen Frauen sich heute einen für den Eros, einen für Kultur, einen für die Freundschaft. Viele Frauen lassen sich vom Mann auch gerne die männliche Sichtweise erklären, damit sie die Männer besser verstehen und deren Denkweise nachvollziehen können.

Ist das nicht alles furchtbar oberflächlich?

Man kann nicht alle über einen Kamm scheren. Man muss immer die Leute im Auge behalten, die es praktizieren. Das heißt den Menschen angucken und erkennen, was für ein Naturell er ist. Der Mensch muss grundsätzlich in seiner Individualität erst mal erkannt werden. Ich behaupte, die meisten Frauen denken sich etwas dabei, wenn sie Freundschaften und Beziehungen zu mehreren Männern pflegen. Natürlich gibt es auch oberflächliche, beziehungsunfähige Menschen, die solche Trends nutzen und sagen, dann kann ich mich ja jetzt legal austoben. Das ist der eine Pendelausschlag. Der andere ist der, dass Frauen aufgrund ihrer Erfahrungen wesentlich bewusster geworden sind und sich anders verhalten. Das würde ich den meisten attestieren. Grundsätzlich finde ich es legal, dafür zu sorgen, dass das Leben schöner wird. Und Frauen, die bewusst mehrere Männerbeziehungen haben, gewinnen an Lebensqualität, weil sie sich nicht mit einem Partner rumärgern müssen, der ihre Bedürfnisse vielleicht nur zu 60 Prozent abdeckt.

Geht dabei nicht jegliche Gefühlstiefe verloren?

Das eine kann genauso bewundernswert sein wie das andere. Es gibt ja tatsächlich genug Paare, die einander genügen.

Und die kann man genauso beglückwünschen wie andere, die beispielsweise den Mut haben, sich zu trennen oder sich zu arrangieren. Es ist schön, dass Menschen zueinander finden und ein Leben lang ausschließlich miteinander verbringen. Das kann ein großer Ruhepol in unserer bewegten Welt sein. Es ist aber nicht besser oder schlechter als wechselnde Partnerschaften oder mehrere Männer. Was im Übrigen Männer ja schon seit jeher mit ihren Geliebten praktizieren.

Es wird heute vielfach nach Traditionsbewusstsein gerufen.

Traditionsbewusstsein bedeutet aber oft, dass jemand keine Lust oder keinen Mut hat, sich zu verändern. Also flüchtet man in Tradition und Moral. Moral ist ja im Gegensatz zu Ethik eine Sache, die sich ständig ändert. Die Gesetze der Moral werden vom Menschen geschaffen, um eine bestimmte Form des Zusammenlebens zu schützen. Auch Kontrolle und Unterdrückung spielen da natürlich mit rein. Was früher als unmoralisch galt, wird ja heute vielfach als selbstverständlich angesehen. Moral ist veränderlich.

Um den Umgang mit mehreren Männern genießen zu können, muss man loslassen.

Dazu gehören eine gehörige Portion Reife und die Lust auf Neues. Neugierde und Freisein von Vorurteilen. Es wird immer mehr Frauen geben, die so leben. Wir haben ja auch einen riesigen Zeitenwandel. Wir leben in vielen Lebensbereichen im Chaos. Aber Chaos ist Neubeginn.

Heute hängt das langfristige Gelingen einer Beziehung von der Verhandlungsfähigkeit der Partner ab. Es erfordert ständigen Austausch, der wiederum die Grundvoraussetzung ist für die Partnerschaft. Das war früher ganz anders. Da hatte der Mann das letzte Wort und basta. Was er sagte, wurde getan und war endgültig. Egal, ob er Recht hatte oder nicht. Er war letzte Instanz.

Dass Partnerschaften heute ausgehandelt werden müssen, verlangt vom Mann ganz neue Fähigkeiten, die er erst lernen muss. Er muss dialogfähig werden und sich mitteilen, seine Bedürfnisse benennen und seine Emotionen erkennen und damit umgehen. Was die Frau schon immer mit anderen Frauen tat, fällt dem Mann, der immer noch vor allem konkurrent denkt, schwer.

Bis vor vierzig Jahren war es noch so, dass es ausreichte, eine Frau zu umwerben. Hatte der Mann die Frau nach der Balzphase erobert, konnte er sich wieder auf seine beruflichen Aktivitäten konzentrieren. Die Frau übernahm ihren Part. Das reicht heute nicht mehr.

Frauen verlangen, dass Männer sich einfühlsamer, sensibler, verantwortungsvoller und teilnehmender verhalten. Es gibt immer mehr Männer, die das verstehen, aber es scheitert oft an der praktischen Umsetzung, weil bei Männern das evolutionäre Erbe, die Erziehung und die Erfahrung mit dem abwesenden Vater hineinspielen. Für Männer ergibt sich das Problem, dass sie keine Vorbilder haben. Weder in der Öffentlichkeit noch in den Medien oder in der eigenen Familie.

Die Forderung der Gleichberechtigung in der Partnerschaft aber stellt hohe Ansprüche an die Kompetenz der Menschen. Es muss alles ausdiskutiert und ausgehandelt werden. Das wiederum ist etwas, das wir lernen müssen, wenn die Beziehung nicht in reinen Konkurrenzkampf ausarten soll.

Wir befinden uns heute in allen Lebensbereichen in Neuorientierungs- und Lernphasen. Das gilt ganz besonders für die Partnerschaft. Und Männer haben eindeutig mehr zu lernen als Frauen. Das erfordert Einsatz von Zeit und Energie. Das erfordert, dass man erkennt, dass Partnerschaft ein ständiger Prozess ist, ständiger Veränderung unterliegt und immer neue Herausforderungen schafft. Das aber ist unbequem, vor allem für Männer. Es erfordert nämlich dauerhaft in Bewegung bleiben. Für Männer heißt das vor allem, ihre sprachlichen Fähigkeiten zu entwickeln. Ohne den richtigen Einsatz von Sprache kann nicht verhandelt werden. Um eine liebevolle Beziehung aufzubauen, ist es unbedingt notwendig, sich aufeinander einzulassen, sich für das Innenleben des anderen zu interessieren, sich wirklich zuzuhören und dem anderen auch seine eigene, innere Welt mitzuteilen. Die Zeiten, wo Männer alles in den Beruf und fast nichts in die Partnerschaft investierten, ist vorbei. Und Männer, die sich nach wie vor so verhalten, könnten Pech haben und ohne Partnerin bleiben. Immerhin gibt es heute einen Männerüberschuss von 1,6 Millionen. Das schafft für Frauen im Alter zwischen 20 und 55 Jahren enorme Wahlmöglichkeiten. Männer sind also, schon rein zahlenmäßig gesehen, im Zugzwang. Die Rolle des strahlenden Helden, der von der Frau bewundert wird, ist vorbei.

Interview mit Andreas Steinle aus dem Trendbüro Hamburg

Früher gab es Männerbereiche und Frauenbereiche. Meist waren die Geschlechter unter sich. Seit der Frauenbewegung hat sich das sehr vermischt.

Für Frauen ergeben sich heute ganz andere Möglichkeiten, Beziehungen zu Männern zu haben. Oder auch, eine Affäre zu leben. Man weiß ja heute, dass die meisten Partnerschaften im Beruf geschlossen werden. Da viele Frauen berufstätig sind, ergeben sich ungezählte Möglichkeiten für Beziehungen – egal, ob Affäre, Freundschaft oder Partnerschaft – am Arbeitsplatz. Von daher muss man sagen, mit der Feminisierung der Arbeit geht auch der Seitensprung einher. Feminisierung der Arbeit bedeutet Zunahme von Frauen im Wirtschaftsleben, und das ist ein weltweiter Trend.

Damit verliert der Mann seine angestammte Domäne der Selbstbehauptung, nämlich den Beruf.

Richtig. Die Folge, er kann Identität und Status nicht mehr allein über den Beruf bekommen, weil die Frau da gleichgezogen hat. Er kann sich nicht mehr genügend abgrenzen. Das führt zu einem extremen Verlust von Autorität beim Mann und einem Zugewinn von Autorität bei der Frau. Um wieder zu den Frauen zu kommen. Jahrtausendelang war der Mann die Autorität, und Frauen mussten sich unterordnen. Heute haben durch diesen Autoritätsgewinn Frauen ganz andere Forderungen an Männer. Sie sagen, meine

Kohle kann ich selber verdienen, es reicht nicht für eine Partnerschaft, dass du Geld verdienst. Da muss schon mehr kommen.

Was fordern Frauen denn außer größerer Sensibilität und besserer Kommunikation noch vom Mann?

Frauen fordern ja heute auch ganz stark vom Mann, dass er auf sein Äußeres achtet. Er muss gepflegt sein. Daher kommt es, dass der Mann ins Fitnessstudio rennt. Dass er sich pflegt. Davon profitiert die Kosmetikindustrie enorm. Davon profitiert die Fitnessindustrie enorm. Die Schönheitsmärkte profitieren enorm. Frauen ziehen in allen Bereichen gleich, und in dem Moment, wo die Frauen im Beruf aufholen, müssen die Männer im Bereich der Schönheit aufholen.

Kann man tatsächlich sagen, es ist auf Frauen zurückzuführen, dass Männer zur Zeit so einen Bodykult pflegen?

Auf jeden Fall. Es reicht nicht mehr, dass ein Mann viel Geld verdient. Das hat vielleicht früher gereicht, weil er damit seine Hauptfunktion, die des Ernährers, ausgefüllt hat.

Generell kann man sagen, dass eine Ästhetisierung unserer Lebenswelt stattgefunden hat.

Ästhetik ist eine Art Religion geworden. Was sehr viel mit dem Verlust von Sinn und alten Gewohnheiten zu tun hat. Früher gab es den Glauben an ein Jenseits, den Glauben an eine bessere Gesellschaft, den Glauben an eine bessere Umwelt, an eine perfekte Natur. Jetzt ist das Ideal ein besseres Ich. Der Mensch ist viel stärker auf sich selbst, auf seine Individualität zurückgeworfen. Damit ist verbunden die Forderung, an sich zu arbeiten. Die äußert sich extrem über Ästhetik. Vor allem in einer Mediengesellschaft, die über Oberflächen funktioniert. In unserer Gesellschaft hat eine Veräußerlichung stattgefunden.

Die Frauen haben eine Menge Respekt vorm Mann verloren.

Der Respektverlust hat damit etwas zu tun, dass sich die Frauen verändert haben. Dass sie den Mann in vielen Bereichen durchschauen und beweisen, was ein Mann kann, kann ich auch. Die Frauen haben in fast allen männlichen Domänen aufgeholt. Die Männer haben aber nicht in den weiblichen Domänen aufgeholt. Nur weil Frauen mehr im Beruf zu finden sind, heißt das ja noch lange nicht, dass Männer mehr im Haushalt tätig sind, was von Frauen aber eingefordert wird.

Ergibt sich aus diesen veränderten Konstellationen, dass Frauen sich mehr Männer zur Befriedigung ihre vielfältigen Bedürfnisse nehmen?

Das ist der logische Erklärungsansatz. Das halte ich für schlüssig. Zu sagen, weil sich Männer nicht in den vielen Bereichen gleichzeitig bewegen, wie wir Frauen das tun, deshalb suche ich mir nicht einen, der alles erfüllt, sondern mehrere, die jeweils in einer Disziplin besonders gut sind. Das ist ein pragmatischer Lösungsansatz, und Pragmatismus ist ja die Stärke der Frau.

Können die Männer nicht oder wollen sie nicht?

Das hat meines Erachtens weniger mit der Fehlbarkeit des Mannes zu tun, sondern mehr mit der Unzulänglichkeit des Menschen. Ein Mensch kann nicht unterschiedlichste und manchmal ja auch widersprüchliche Eigenschaften in sich vereinen. Frauen wollen aber widersprüchliche Dinge. Ein Mann kann nicht einerseits liebevoll, einfühlsam und weich sein und andererseits der machohafte, wilde Liebhaber. Ich glaube, der moderne Mensch erwartet einfach zu viel. Wir streben in allem nach einem Optimum an Erlebnis. Das fordern wir in vielen Bereichen ein. Beispielsweise wenn wir in Urlaub fahren. Wir fordern eine Verdichtung von Erfahrungen und Erlebnissen ein. Dieses Gefühl, ich gebe mich mit dem zufrieden, was da ist, das stellt sich heutzutage nicht mehr so leicht ein. Es muss immer noch ein Besser sein, es lauert immer noch eine andere Option.

Und da haben die Frauen mit den Männern einfach gleichgezogen …

… sie wollen auch vom anderen Geschlecht ein Optimum. In Aussehen und Charakter.

Wie werden sich die Ansprüche der Frauen an den Mann weiterentwickeln?

Ich glaube, was sich noch weiterentwickeln wird, ist, dass man sich gegenseitig in seinem persönlichen Fortkommen unterstützt. Dass die partnerschaftlichen Aspekte an einer Beziehung eine größere Wichtigkeit einnehmen. Sich in seiner persönlichen Selbstverwirklichung zu unterstützen. Das wird eine ganz neue Kompromissbereitschaft notwendig machen. Von beiden Seiten. Kompromissbereitschaft, um das rechte Maß an individueller Freiheit und Gebundenheit zu finden. Natürlich müssen Männer den Frauen auch Männerfreundschaften zubilligen. Umgekehrt die Frauen den Männern auch Frauenfreundschaften. Freundschaft wird sich auch in Zukunft nicht nur auf das eigene Geschlecht beschränken. Da der Freundeskreis, die Wahlverwandtschaft eine ganz neue Bedeutung bekommen hat, wird sich die Zahl der platonischen Freundschaften erhöhen. Und Übergänge sind natürlich immer fließend. Zur Zeit gibt es eine Ausprobierphase: Wie viel geht?

Uns geht heute Qualität über Quantität.

Das kommt noch hinzu und hat mit Professionalisierung in den unterschiedlichen Lebensbereichen zu tun. Wenn man etwas tut, soll es absolut effizient sein. Es gibt eine Ökonomisierung unserer Lebenssphären. So wie sich unsere Märkte ausdifferenziert haben, unsere Angebote sich spezialisiert haben, so sucht man sich heute in allen Bereichen Spezialisten aus, weil man meint, die helfen am besten. Sie wissen alles über diesen einen Bereich. Beispielsweise in der Medizin. Da sind, wie in anderen Lebensbereichen, am wenigsten die Allgemeinmediziner gefragt, also die, die von allem etwas wissen. Nein, man konsultiert die Spezialisten. Und das wird in dem Bereich Männer auch aufs Privatleben übertragen. Diese Professionalisierung findet in den unterschiedlichsten Bereichen statt. Und eben sehr stark im Privaten.

Partner kommen und gehen. Freunde bleiben.

Freunde sind eine dauerhafte Komponente. In der heutigen Zeit tatsächlich dauerhafter als mancher Partner. Viele Frauen haben feste Freunde, die schon einige Partner überlebt haben. Neulich erzählte mir eine Freundin, mein bester Freund hat meine drei letzten Partner überlebt. Und wenn männliche Freunde da sind, ist auch nach einer Trennung das männliche Element noch vorhanden. Freunde ersetzen heute die Familie, die ja viel weniger Stabilität als früher hat. Dazu gehören für Frauen heute die unterschiedlichsten Männer. Als Eckpfeiler des Lebens sozusagen.

Unsere gesamte Kultur ist gekennzeichnet von der Pflege eines gewissen Pragmatismus.

Das zeigt, dass Pragmatismus in unserer so komplex gewordenen Welt eine gute Lösungsstrategie darstellt. Insofern als ich flexibler bleibe und von einem Menschen nicht mehr alles erwarte, die Befriedigung meiner Ansprüche nicht mehr allein von einem erwarte. So gesehen ist es sogar eine gute Strategie für die Aufrechterhaltung einer Partnerschaft. Denn in dem Moment, wo vom Partner nicht mehr alle meine Bedürfnisse befriedigt werden müssen, ist das ja beziehungsunterstützend. Und da Frauen pragmatischer sind als Männer, können sie das besser realisieren. Das ist vielleicht auch die Strategie, um mit der Flexibilisierung unserer Welt und der Zerrissenheit der verschiedenen Bereiche, in denen man lebt, zurechtzukommen. Dass man davon ausgeht, dass nicht jeder in allen Bereichen super sein kann, sondern jeder seine Stärken hat. Und auch seine Schwächen. Dass man sagt, für dieses habe ich diesen Freund, für jenes den. Der hilft mir hier, der unterstützt mich dort, und der dritte erklärt mir das. Ich würde das als gesunden Pragmatismus bezeichnen, den Frauen ja verstärkt mitbringen. Und damit kommt man heute weiter, als wenn man verbohrt alles von einem einfordert.

Maria (37), allein lebend, zwei Freunde

Ich habe im Laufe der Jahre festgestellt, dass verschiedene Männer unterschiedliche Saiten in mir zum Klingen bringen. So bin ich mit einem Greenpeacer befreundet, der meine engagierte Seite zum Leben erweckt. Dieser Mensch ist total kritisch und aktiv. Leider immer und überall. Er hat so ein Revoluzzertum verinnerlicht, was mir manchmal gehörig auf die Nerven geht. Er ist auch nicht immer angesagt, und manchmal wirkt er mit seinen ständigen kritischen Einwänden albern und einseitig.

Ihm fehlen gänzlich Leichtigkeit und Humor. Er ist einer, der sich über die Welt und wie wir mit ihr umgehen müssen permanent den Kopf zerbricht. Ständig kommen überall Einwände, Bedenken oder kritische Anmerkungen. Dieser Mann trägt die Last der Welt auf seinen Schultern. Er kann nichts genießen. Er verbietet sich sogar zu genießen. Er meint, die Welt sei so schlecht, dass er kein Recht habe, sich ein schönes Leben zu machen. Er geniert sich sogar dafür, dass er Geld hat. Das findet er schon unanständig. Überall sieht er nur das Negative.

Ich dagegen bin mehr. Ich habe eine engagierte Seite. Aber ich kann auch leicht, locker, albern und witzig sein. Da stoße ich dann an seine Grenzen. Mein Greenpeacefreund kann nicht über sich selbst lachen. Über alles, was im Leben ein Wohlgefühl verschafft, rümpft er die Nase. Genießen dürfen wir nicht. Auch Geld für den einen oder anderen Luxus auszugeben ist für ihn dekadent. Das ist die Seite an ihm, die mich kolossal nervt.

Für meine locker-leichte Seite habe ich einen anderen Freund. Der ist leichtlebig, verschmitzt, lustig und fröhlich. Er kann genießen und ist fähig, völlig unsinnige Dinge zu tun, nur weil sie Spaß machen. Mit ihm lebe ich meine andere Seite aus. Wir tun ohne schlechtes Gewissen und ohne zu hinterfragen verrückte Dinge. Wir hüllen uns beispielsweise in Designer-Klamotten und gehen ganz groß und teuer Essen. Wir schwelgen in Luxus und umgeben uns mit Leuten, die das auch tun. Das ist eine Gesellschaft, in der sich mein Greenpeacefreund unwohl fühlen würde. Auf diesem Parkett kann er sich nicht bewegen.

Mein leichtlebiger Freund dagegen ist außerstande, ernst und engagiert zu sein. Er ist so leicht, bis dahin, dass er genusssüchtig ist. Er flachst nur herum. Verantwortung für unsere Umwelt hat er überhaupt nicht. Auch er nervt, wenn man ihn ständig um sich hat. Er ist so oberflächlich.

Dann habe ich noch einen Freund, der ist der Chefromantiker und Naturfreak. Auch mit ihm bin ich gern zusammen. Er ist so sanft, sensibel und einfühlsam. Er bringt die zarte Seite in mir zum Vorschein und fördert alles Sanfte, Ruhige, Besinnliche. Er ist auch überaus sinnlich. Das ist fantastisch. Bei ihm fühle ich mich geborgen. Meine Gefühle sind gut bei ihm aufgehoben. Mit ihm schlafe ich.

Ich habe so viele Seiten in mir, die durch jeweils unterschiedliche Männer angesprochen werden. Ich bin auch noch femme fatale, Intellektuelle, Diva und Kulturfreak. Ich habe eine introvertierte, aber auch eine extrovertierte Seite. Männer sind immer nur eins. Mir wird an meinen Freunden immer deutlich, wie eindimensional Männer sind. Männer sind entweder/oder. Wir Frauen sind sowohl/als auch.

Im Zuge der Gleichberechtigung haben Frauen mehr und mehr gelernt, zu sich und ihren Bedürfnissen zu stehen. Zwar ist es noch weit verbreitet, auf die Bedürfnisse des Mannes einzugehen, um ihn zu halten. Aber wenn eine Frau zu unzufrieden wird, macht sie heute eine Therapie. Dort lernt sie, ihre eigenen Bedürfnisse wahrzunehmen, zu spüren, was ihr gut tut und was nicht, fremdbestimmtes Verhalten abzulegen und gut für sich zu sorgen.

Viele Frauen entdecken, dass das Schema Mann Täter/Frau Opfer so nicht stimmt. Dass zu allem zwei gehören. Ein Macher und einer, der machen lässt.

Oft haben Frauen jahrelang in einer Partnerschaft ein bestimmtes Verhalten kultiviert, in dem Glauben, der Mann wolle es so. Sind sich untreu geworden und haben damit bezahlt, nicht authentisch sein zu können. Das ist allerdings Selbstbetrug und auch Betrug am anderen. Zu einer guten Beziehung zum Mann gehört auch, im richtigen Moment nein sagen zu können. Nur wer gut auf sich und seine Gefühle achtet, kann sagen, was er wirklich will. Alles andere ist Selbstverleugnung. Und viele Frauen machen die Erfahrung, dadurch, dass sie sich selbst wichtiger nehmen, nimmt auch der Partner sie wichtiger.

Macht eine Frau eine Therapie, lernt sie dort auch, dass man sich im Leben oft unbeliebt macht, wenn man zu sich steht. Zu sich stehen heißt auch, dem anderen seine Verantwortung lassen. Frauen übernehmen nämlich gerne Verantwortung für ihre Partner, ihre Kinder. Dass sie diese im Grunde unmündig halten, wird oft erst durch eine Therapie bewusst. Und auch, dass dazu gehört, sich angreifbar zu machen. Für Frauen ist es manchmal einfacher, sich selbst permanent zurückzunehmen, als sich der Kritik zu stellen und sozusagen »haftbar« machen zu lassen dadurch, dass sie zu sich steht.

Typisches Frauenverhalten war es, kurz aufzumucken, zu keifen, zu meckern, sich aber letztlich doch nach dem Partner zu richten. Eigenständigen Entscheidungen und selbstgewählten Richtlinien zu trauen, erfordert einen langen Lernprozess. Doch immer mehr Frauen haben entdeckt, dass es Zeitverschwendung ist, darauf zu warten, dass der Mann sich in die gewünschte Richtung ändert. Dass sie selbst sich ändern müssen, wenn sie ihre Situation verbessern wollen.

Frauen benehmen sich in der ersten Lebenshälfte mit ihren erlernten Mustern häufig wie artige Kinder, die die Bestätigung suchen, dass ihr Verhalten richtig ist. Doch so manche Frau hat dieses Muster erkannt und baut ihr Selbstwertgefühl auf, statt sich sinnlos aufzuopfern. Und kommt schließlich vom Kritisieren und Herumnörgeln zum eigenständigen Handeln.

Häufig entdecken Frauen erst in der Mitte des Lebens, wie es sich anfühlt, stimmig zu sein. Wer dann gelernt hat, nein zu sagen, wenn er nein meint, und ein paar Mal mit dem Gefühl gelebt hat, dass es einfacher ist, angreifbar zu sein, als immer biegsam, der merkt, dass der Gewinn enorm ist: Nicht nur die anderen haben plötzlich Respekt, auch man selbst nimmt sich anders wahr.

Die Folge davon, dass Frauen heute handeln, ist, dass der gewohnte Umgang mit dem Mann sich radikal verändert hat. Dabei ist übrigens das, was wir so sehr herbeisehnen, auch genau das, wovor wir am meisten Angst haben. Vom Schimpfen ins Handeln zu gehen bedeutet, Unberechenbarkeit in Kauf zu nehmen. Veränderungen sind ja nicht im Voraus zu planen, sie bedeuten, dass Unbekanntes auf uns zukommt und dass alte Sicherheiten wegbrechen. Und viele Männer leben lieber mit einer trügerischen Sicherheit, obwohl zum Beispiel eine Beziehung nicht stimmt.

Damit sind Frauen Männern heute weit voraus. Und genau das macht den Umgang mit dem Mann auch schwierig. Männer und Frauen sprechen eine andere Sprache und müssen zur Zeit einen Weg finden, sich einander wieder anzunähern. Man kann heute sagen, das Alte hat sich überlebt. Es hat sich viel Neues etabliert. Es wird viel ausprobiert. Das Verhältnis von Mann und Frau ist im Umbruch. Aber wie es in Zukunft sein wird, ist schwer vorauszusagen. Gut wäre, wenn Männer begreifen würden, dass Frauen nichts gegen die Männer tun, sondern für sich und damit oft auch für die Beziehung. Männer haben es immer mehr mit Frauen zu tun, die selbst für ihr Wohlergehen und ihre Bedürfnisse sorgen, anstatt den Mann dafür verantwortlich zu machen, dass es ihnen gut geht. Und das ist immerhin ein Schritt in eine reife Richtung. Der Mann kann in dieser Situation genauso gewinnen: Er muss sich nicht mehr schuldig fühlen an der Unzufriedenheit, der schlechten Laune, weil er es der Frau nicht recht macht. Sie trägt jetzt die Verantwortung selbst. Und auch das ist ein Gewinn.

Frauen haben angefangen, sich zu bewegen. Dinge zu wagen. Eigene Wege einzuschlagen, ohne zu wissen, was draus wird. Und nur so kann eine positive Entwicklung in Gang kommen.